在宅 呼吸リハビリテーション ポケットマニュアル

Pocket Manual of
Home Pulmonary Rehabilitation

千葉 哲也 著

医歯薬出版株式会社

This book was originally published in Japanese
under the title of :

ZAITAKU KOKYŪ RIHABIRITĒSHON POKETTO MANYUARU
(Pocket Manual of Home Pulmonary Rehabilitation)

CHIBA, Tetsuya

RPT, Department of Rehabilitation, Nissan Koseikai
Tamagawa Hospital

© 2010 1st ed.

ISHIYAKU PUBLISHERS, INC.
7-10, Honkomagome 1 chome, Bunkyo-ku,
Tokyo 113-8612, Japan

推薦のことば

　長年，病院と在宅訪問で呼吸療法を実践してきた著者が，在宅で生活している呼吸器疾患の方への治療などをわかりやすく，実践的，具体的かつ論理的にまとめています．

　たとえば，「肺気腫では呼吸苦を感じて動作を中止してから回復するのに2～3分かかる」，「排便後の立ち上がりまでに2分以上休憩して」などと具体的な数字で，「健康人では一日呼吸をするのに36～72 kcal しか必要でないが，慢性呼吸不全患者では430～720 kcal と約10倍のカロリーを要する」，「低栄養を避ける食事では，II型呼吸不全では炭水化物の代わりに脂質を多く摂取する」と論理的に食事摂取の注意点を説いています．

　そして，臥床でのリラクゼーションの方法，玄関での靴の着脱の工夫，などちょっとしたヒントも随所にちりばめられています．

　労作性呼吸苦を軽減するために，正常時の感覚では呼気をとめて動作を行う傾向がありますが，「呼吸と動作の同調」を頻回に強調し，「呼吸苦＝酸素が足りない」と短絡的になりがちなところを「高炭酸ガス血症に陥る」点に注意を向けるよう説いています．

　自宅で暮らしていると，本人の自己管理に任せられる部分は大きく，自己流に陥る傾向があるので，そうならないよう，要所で具体的に注意を促しています．

　そして，技術的に聴診，打診の重要性，スクイージングなどの治療方法を具体的に，かつ論理的背景となる基礎知識を体系的に説明しています．

　さらに，臨床に即して屋外レベル，屋内レベル，臥床レベルに分けた呼吸器疾患の代表例を提示して，どこに注目し評価，治療したらよいかの内容と同時に，「一般のリハビリテーションのイメージは『歩行すること』が目標となりやすいが，本来歩行は移動するための手段であるので，目標は『昼食だけでも

食堂で食べる』の方が妥当」と日常生活のなかでの動きを具体的に提起しています．理学療法士としての力（理論，治療，助言など）が随所に発揮され，理学療法士という職種が独立する時代が近いことを予感させられます．

ところで，高齢者および障害者のなかには，病院ではなく自宅で暮らす人々が増加しています．筆者が訪問している人々には，慢性呼吸不全で酸素を吸入している人，パーキンソン病で頸部，胸郭が固くなっている人，高齢で誤嚥性肺炎にかかりやすい人，など呼吸器系の病気を伴う様々な疾患をもつ人々が多くいます．

そのような人々を前にどう対応したらよいか，筆者のような医師だけでなく多くの人が悩んでいると思われます．このような時期に本著が発刊され，在宅リハビリテーションの経験豊富な著者による呼吸器疾患のある人への評価の方法，治療方法，本人，家族への説明の仕方などは参考になることが多く，しかもポケットサイズになっているので，携帯できて日常的に困ったときに気軽に読み返せるのも魅力的です．

呼吸療法の実践的治療をしている理学療法士，作業療法士はもちろん，呼吸器疾患で悩んでいる当事者，家族，彼らに関わり現場で苦労している医師，看護師，介護職などにぜひ読んでいただきたい書であります．

2010 年 1 月

桜新町リハビリテーションクリニック

長谷川　幹

まえがき

　本書は呼吸器疾患患者の訪問治療，もしくは慢性期病棟で治療を行うときに参考にしていただくことを目的にまとめました．訪問で関わる呼吸器疾患の方は，当然慢性呼吸不全患者の場合が多くなります．しかし各呼吸リハビリテーションの指導書は急性疾患を踏まえて記載されていることが多いため，訪問の現場では入院や外来時に行う呼吸リハビリテーションと同様の内容では受け入れられなかった経験があります．急性期に対してと慢性期に対してでは，行う内容の重み付けが異なっているからです．

　病院では我々の「場所」に患者（利用者）様が入ってくるために，呼吸苦が伴うこと，内容を十分理解していないことでも行ってくれますが，在宅では患者（利用者）様の「場所」に我々が入ってゆくので，意にそぐわないことは行ってくれません．病院のように24時間医療従事者が管理することもできないため，強制することも困難です．現在の病態に体が順応しようとするため，急性期にはみられない慢性期ならではの特徴も多くみられ，在宅という環境も影響し，急性期と同様な指導では非効果的となってしまう場合もあります．

　訪問指導における呼吸リハビリテーションでは，呼吸法と体操，筋力強化を主に指導している話をよく聞きますが，それが果たして在宅指導に適しているのかどうかに疑問をもちます．

　たとえば，リウマチの患者様が在宅で暮らす場合，訪問リハで提供するのは関節可動域練習や筋力強化も当然必要ですが，ADLの改善，生活範囲の拡大のために多くの指導時間を割きます．便器から立ち上がれないような場合には，筋力強化をして遠い将来に可能になる指導よりも，「手すりの検討」「便座の補高」など具体的な生活改善を図り，日常生活を円滑に送れるようにします．それが活動範囲の拡大につながり，廃用症状の予防や改善につながるように指導します．

呼吸器疾患も同様ではないでしょうか．呼吸体操や筋力強化，排痰手技等も当然大切ですが，楽に動く方法を指導することが最優先すべき指導内容と思います．日常生活の活動範囲を確保しておくことが運動療法につながると考えます．そのために現在生活を行っている在宅（施設でも同様ですが）というフィールドを有効に使い，呼吸と同調した生活動作指導，つかまる場所や休憩を入れるタイミング，福祉用具や改造指導を行うことで活動範囲を維持し，体操を行うことではなく，生活を行うことで廃用症状を予防，改善させることが大切です．当たり前のことですが生活で活動範囲が確保できていて，それでは活動量が少ない場合には，筋力強化などを積極的に行うことは重要です．機能レベルに合わせて検討してください．

　本書は，呼吸器疾患に対してあらゆる評価，手技をまとめたものではなく，訪問指導を行うさいに最低限必要な内容や上記のような考え方に基づきまとめたものなので，訪問リハで呼吸器疾患の方に対応されるさいにはぜひ携帯し，治療の参考にしていただければ幸いと思っております．

2010年1月

　　　日産厚生会　玉川病院　リハビリテーション科　理学療法士

　　　　　　千葉哲也

目 次

推薦のことば ……………………………(長谷川 幹) iii
まえがき …………………………………………………… v

1 訪問開始前の準備 … 1
1―情報収集 …………………………………………… 1
2―訪問時の持ち物 ………………………………… 3

2 訪問時の評価 … 7
フィジカルアセスメント ………………………… 7
　1．視診・触診 7／2．聴診 11／3．打診 17／
　4．その他の評価 18

3 訪問時の治療 … 33
1―コンディショニング …………………………… 33
　(1)姿勢修正 33／(2)リラクゼーション 33／(3)呼吸法 34／(4)呼吸訓練機 37／(5)呼吸筋体操 39／(6)呼吸補助筋のストレッチングやマッサージ 40／(7)脊椎関節の可動性を出すためのストレッチ 46

2―運動療法 …………………………………………… 51
　(1)筋力強化 51／(2)動作方法(呼吸と動作の同調) 53／(3)日常生活動作指導 54

3―気道クリアランス ……………………………… 57
　(1)体位排痰法 57／(2)percussion 58／(3)squeezing・呼吸介助法 60／(4)吸引手技 67

4 日常生活動作，住宅改修のアドバイス　69

1. 排泄・トイレ　69／2. 入浴・浴室　70／3. 歩行・廊下　73／4. 食事・食卓　74／5. 洗面・洗面所　75／6. 階段　76／7. 玄関　76

5 呼吸器疾患に対しての基礎知識　81

1. 呼吸とは　81／2. 呼吸器とは　81／3. 気管支の働き　82／4. 肺胞の働き　82／5. 呼吸筋の解剖　84／6. I型呼吸不全　86／7. II型呼吸不全　87／8. 閉塞性換気障害　88／9. 拘束性換気障害　88／10. 酸素療法　89／11. 薬物療法　92

6 慢性呼吸不全の特徴　97

1. 肺機能検査　97／2. 加齢による呼吸器への影響　98／3. 喫煙による呼吸器への影響　99／4. 身体障害と内部障害の相違点　100／5. 高次脳機能障害　100／6. 側臥位への恐怖　100／7. 在宅人工呼吸（HMV）　101／8. 福祉サービス　103

7 具体的な治療の進め方　107

症例 1　肺気腫であるが，外出が可能な症例　107
1―評価　107
2―治療　108

症例 2　I型呼吸不全で屋内移動を何とか自力で行っている症例　109
1―評価　110
2―治療　112

症例 3　呼吸困難感が強く，屋内移動が何とか可能である症例　115
1―評価　115

2	治療	117
症例 4	痰が多く，臥床中心，人工呼吸器装着の症例	119
1	評価	119
2	治療	120

8　Q&A　125

- **Q1** 呼吸体操を指導してもなかなか行ってくれません． …… 125
- **Q2** スクイージングがうまくできません．強く行うと肋骨が折れそうで不安です． …… 126
- **Q3** 呼吸苦が強くて自分で酸素流量を変更してしまいます． …… 126
- **Q4** 上肢を固定すると，なぜ呼吸苦が軽減するのでしょうか？ …… 127
- **Q5** スクイージングと呼吸介助法は何が違うのですか？ …… 128

索引 …… 129

1 訪問開始前の準備

1—情報収集

初回訪問には契約など諸手続きもあるが，要点を把握するための評価や利用者が「来てもらってよかった」と思うような指導を行いたいものである．そのためには，入手した情報の範囲で事前に簡単なイメージをつくり検討しておくと，初回訪問はスムーズに進めやすい．

呼吸器疾患の方への介入は重症度により異なり（**図 1-1**）[1]，急性期であるか慢性期であるか，どの程度活動可能な状態なのか，Ⅰ型であるかⅡ型であるか等で評価・実施内容の必要性の重み付けが異なってくる．そのため前述したように，事前の情報収集で大まかな患者像をつくりそれに即した評価・指導をイメージすると，円滑に進めることが可能である．

図 1-2 を参考にし，対象者が「現在どの状態にあるか」をいち早く把握し，患者に適した評価・指導を行うことに努めるべ

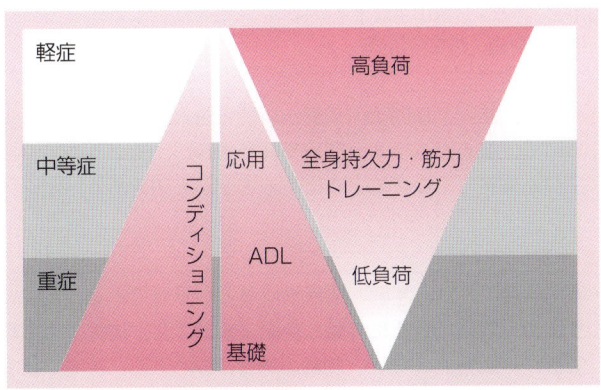

図 1-1 理学・運動療法の概念図[1]

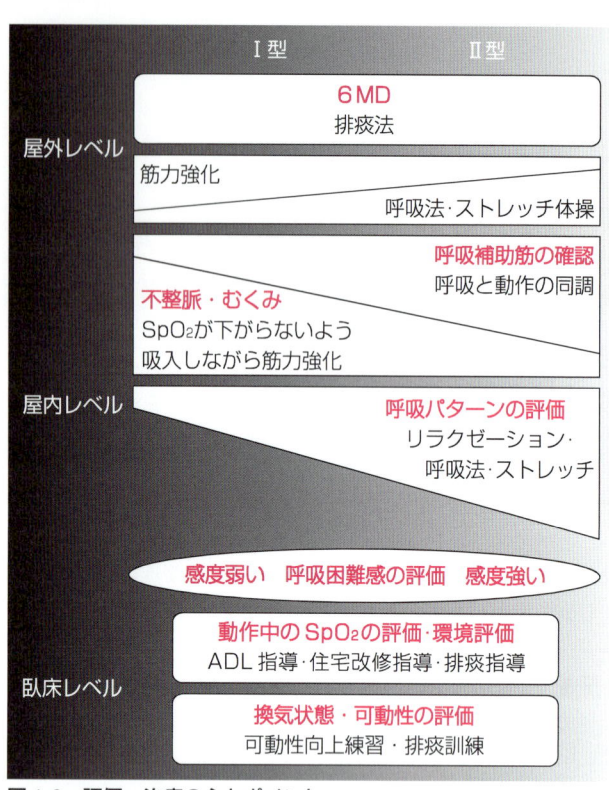

図 1-2 評価・治療の主なポイント
色字：評価，黒字：治療

きである．訪問では開始前に細かい情報を入手できることは少ないので，要点をふまえた問診や評価を行い，そのうえで，イメージを修正してゆけるようにすることが大切である．

【基本情報の確認】
・基本情報：性別，年齢，家族構成などが重要であることはいうまでもない．とくに年齢は後記（6章「2．加齢による呼吸器への影響」）するが，加齢の影響がみられる．在宅では本人の価値観，生活歴などが色濃く出て，従事者はそれらを当

初は受け入れることが必要なことがある．適当ではないと感じることがあっても否定するのではなく，時期を検討しながら修正してゆく方が望ましい．
- 診断名：呼吸器内科など専門医を受診していない場合にみられるが，主な診断名しか記載されていないことがある．たとえば専門医では，「肺気腫」との病名以外に「間質性肺炎」など症状の全く異なる診断がされていても，主治医が記載する指示書には，主な病名として「肺気腫」しか記載されていないこともある．そのような場合を想定し，フィジカルアセスメントと照合し確認をしておくことが必要な場合もあることを念頭におく必要がある．
- 病歴：胸郭の外科手術を行っている場合などは胸郭の可動制限があり，呼吸介助法の効果がみられにくいことがある．

　また，腹部の外科手術を複数回経験している場合は腹部の筋緊張が低下し，背筋優位な姿勢や動作となることがあり，胸式呼吸になりやすく肩甲帯周囲が過緊張しやすいこともある．

2—訪問時の持ち物

【聴診器・血圧計・体温計・パルスオキシメーターなど】

- 聴診器：血圧測定用のもの（図 1-3）ではなく，聴診に適当な

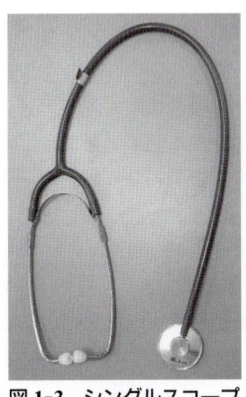

図 1-3　シングルスコープ

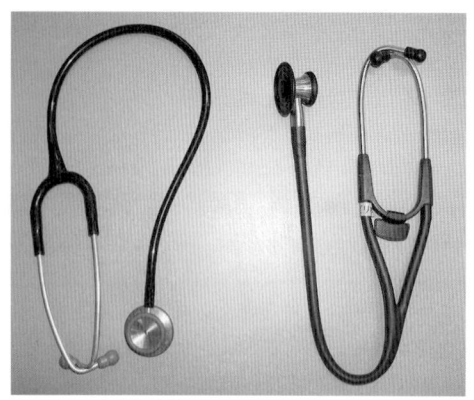

図 1-4　呼吸音聴診用

ベル部分と幕部分に分かれているもの (**図 1-4**) など，肺音の聴診に適しているものを使用する．導管部分は太く 350 mm 程度がよく，イヤーピースはやわらかいものが適している．一度購入すると長期間使用できるので，たとえ高価であっても聴診に適したものを購入することを薦める．

- **血圧計**：バイタルサインとして毎回の計測を薦める．在宅では医療従事者が頻繁にかかわることは少ないため，健康状態の管理としても大切である．また，高炭酸ガス血症のときには血圧が上昇することがあるので貴重な情報となる．
- **体温計**：慢性呼吸不全患者にとって感冒は大敵である．急性増悪を招くことも度々ある．無理して動いたときや脱水時も発熱するため，計測の習慣をつけるべきである．
- **パルスオキシメーター**：簡便に酸素飽和度を測定することが可能で，呼吸器疾患患者の訪問を行う場合にはできるだけ携帯した方がよい．できれば動作中に装着し続けられるものが適している (**図 1-5**)．

詳細は 2 章「4．その他の評価　(1)経皮的動脈血酸素飽和度」に後記するが，本機を装着する指先の血流が悪い場合やマニキュアを塗っている場合は，正確な数字が出ないことに考慮した方が良い．

1：訪問開始前の準備

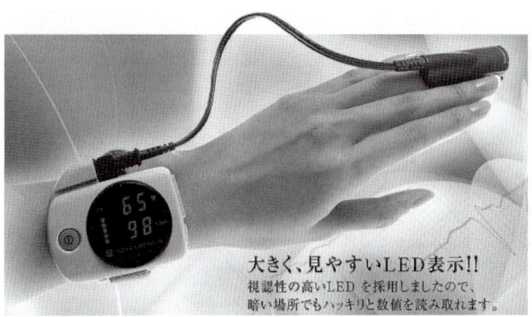

図 1-5　パルスオキシメーター[2]

　本人が購入する必要がある場合もあるが，なかには数字に振り回され，100％になることを目標にして高流量の酸素を吸いたがる場合もあるので注意が必要である．いずれにしろ購入する前によく説明することが大切で，酸素飽和度と脈拍の関係を把握し「脈がこの程度になったら酸素飽和度がこの程度」という指導を行い体感させることで，購入の必要がなくなることもある．

●文献
1) 日本呼吸管理学会呼吸リハビリテーションガイドライン作成委員会，日本呼吸器学会ガイドライン施行管理委員会，日本理学療法士協会呼吸リハビリテーションガイドライン作成委員会・編：呼吸リハビリテーションマニュアル―運動療法―．照林社，2003．
2) http://konicaminolta.jp/

Memo

2 訪問時の評価

家族はわずかな状況の変化に対して「医師に連絡すべきか」等悩むようである．

このようなとき，医療的な助言を求められる．的確な助言をするためには，定期的な評価が判断の裏付けになることは言うまでもない．初回訪問時に行う以外にも図 2-1 の各部位を定期的に評価する習慣をつけるように心がけるべきである．

フィジカルアセスメント

1. 視診・触診

(1)低酸素血症

チアノーゼや呼吸困難，不整脈等が代表的な症状である．

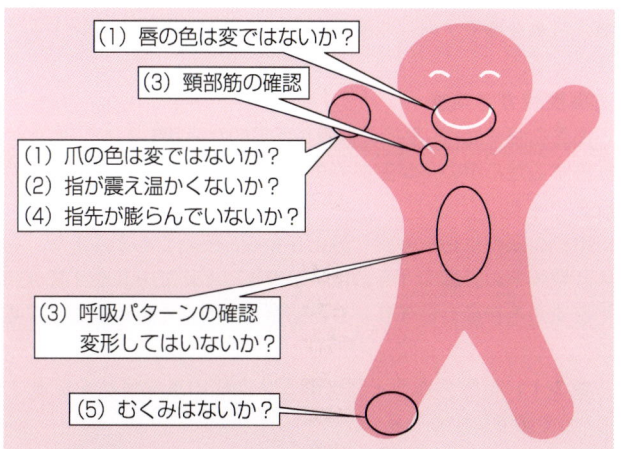

図 2-1 アセスメント・ポイント
（ ）内数字は，本文の項目と対応(例：(1)唇の色は変ではないか→(1)低酸素血症

表 2-1 低酸素血症・高炭酸ガス血症の症状

低酸素血症	高炭酸ガス血症	
頻呼吸	5 Torr 以上上昇	血管拡張
呼吸困難		手が温かい
不穏	10 Torr 以上上昇	頻脈
興奮		発汗
見当識障害		脈圧増加
動悸	20 Torr 以上上昇	羽ばたき振戦
不整脈		傾眠傾向
チアノーゼ	30 Torr 以上上昇	昏睡

　血液中にあるヘモグロビンは酸素と結合する量が多いと動脈血のように赤くなり，少ないと静脈血のように青紫色になる．そのため血液中の酸素濃度が低下すると唇や爪が紫色に変色してくる．このような状態をチアノーゼという．ちょうど冷たいプールに入った後のようになる[1]．そのような場合，血液中の酸素濃度が低下している可能性があると考える．

　呼吸困難感は低酸素状態でも起こるが，慢性呼吸不全の場合は高炭酸ガス血症が原因のこともあるので，呼吸困難感のみで酸素流量を増やすのは危険である．必ず他の所見を確認するべきである．

(2)高炭酸ガス血症

　血管拡張や発汗，手指の振戦が代表的な症状である[1]．血管が拡張するため手の平が温かくなっているので，握手をする等で確認できる．

　手指の振戦は指を伸展し静止させると確認できる．また，本人，家族との会話で「今日は字が書きにくくて…」や「箸が持てなくて今日はおにぎりにした．」などの内容でわかることもある．

　表 2-1に低酸素血症・高炭酸ガス血症の主な症状を記載する[1]ので参考にすると良い．

(3)呼吸パターンの確認

　安静時の呼吸が上部胸式呼吸か腹式呼吸かを把握し，胸郭の可動性が制限されているか過剰に可動しているかを把握してお

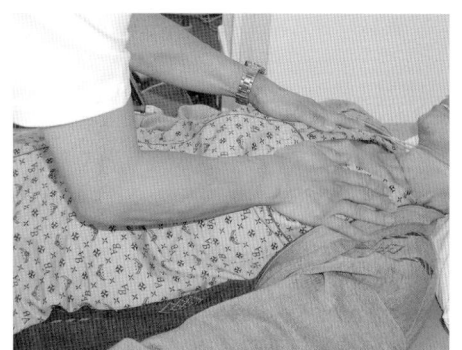

図 2-2 呼吸パターンの確認

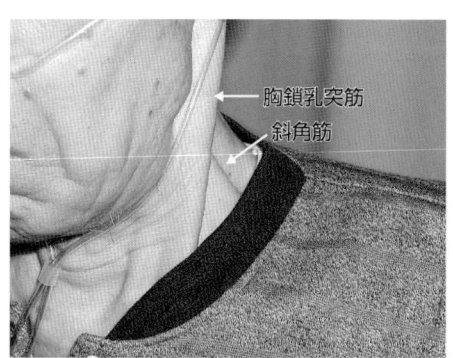

図 2-3 胸鎖乳突筋，斜角筋の肥大

く．左右均等に術者の手を当て，上葉，中葉，下葉の位置をイメージし確認してゆく（**図 2-2**）．呼吸パターンを把握しておくことで，何らかの変化があったときに比較することができる．

呼吸補助筋の過活動は健常人の安静呼吸においては頸部の筋肉が呼吸活動に参加することはあまりない．まれに若い女性など常時頸部の筋肉を使用し呼吸してる場合があるが，**図 2-3** のように筋肉が肥大し浮き出ていることはない．

安静時には横隔膜のみの活動で十分な換気量を保っているが，活動時には換気量を補うために頸部の筋肉も呼吸のために

表 2-2　腹式呼吸のグレード評価法[2]

5	横隔膜のみ収縮
4	横隔膜が収縮して斜角筋が収縮
3	横隔膜と斜角筋が同時に収縮
2	斜角筋が収縮して横隔膜が収縮
1	斜角筋のみ収縮

活動する．とくに胸鎖乳突筋，斜角筋が重要な働きを行う．

　慢性呼吸不全患者では横隔膜の活動が低下し，呼吸活動は常時頸部の筋で行っているために，斜角筋，胸鎖乳突筋の過活動のため筋肥大していることをよく見かける．

　胸鎖乳突筋は簡単に触診できる．手を額にあて頭が前に倒れないように押さえ，頭は前に倒すように力を入れると，耳の下辺りから鎖骨に向かい2つに分かれている筋肉が浮き出てくる．

　斜角筋は健常人の安静呼吸時には，出産を経験したことのない若い女性でまれにみられる程度である．触診の方法は鼻を閉じて強く吸気すると胸鎖乳突筋の後ろに触診できる．胸鎖乳突筋と筋肉の走行が異なるので，図2-3をイメージしておけば触診可能である．それでもわかりにくい場合は，呼吸困難感の強い患者から触診に慣れてゆくとよい．図2-3のように筋肉が浮き出ているため非常にわかりやすい状態となっている．

　斜角筋の活動を把握することで，どの程度腹式呼吸が可能であるかが判断できる．腹式呼吸を5段階に分類した**表 2-2**[2]を参考にし，横隔膜と斜角筋の収縮を確認しグレードを記載しておくと客観的に評価ができ，腹式呼吸指導後の効果判定や日々の呼吸状態の変化をとらえやすくなる．現在の呼吸状態の評価としても使用するが，呼吸法指導やリラクゼーションの効果を判定する場合にも使用できる．たとえば，「通常グレード3であるが，本日は呼吸苦を訴えグレードは2となっている．リラクゼーション後呼吸法を再指導しグレード3に改善」等の記載をしておくと，他者でもわかりやすいのでチームで情報を共有しておくと良い．

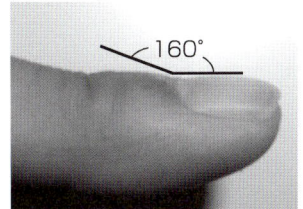
図 2-4A　正常

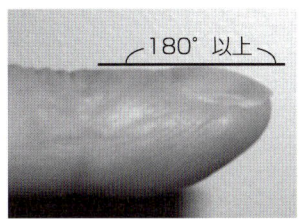
図 2-4B　手指の肥大

呼吸困難感が強い場合，頸部の呼吸補助筋を常時使用し短縮してしまう．そのため，首をすぼめているような姿勢となって，さらに呼吸困難感を感じやすくなっているため，呼吸補助筋をリラックスさせて呼吸困難感を軽減させる必要があり，方法は3章で示す．

(4) 手指の肥大（バチ指）

指先がこん棒のように大きくなっている状態（図 2-4）を指す．低酸素血症時にみられる．写真でもわかるように爪が丸くなってくる．通常は爪の付け根の部分が160度程度に反り返っている（図 2-4 A）が，低酸素状態が続くと180度以上になってくる（図 2-4 B）．

(5) 浮腫（足部のむくみ）

肺疾患の場合，低酸素状態で無理をしていると肺に多くの血液を流そうとする働きが起こり，肺動脈内の血圧が高くなり肺高血圧となる．この状態では心臓の右心室に負担がかかり右心不全を起こしてしまう．そのような状態になると下肢の浮腫が起きる（図 2-5）．確認方法はむくみのある部分を軽く指で押し，浮腫がある場合はへこんだままになってすぐには元に戻らない．

2. 聴診

慢性呼吸器疾患の治療を行ううえで聴診は非常に重要である．呼吸音を聴くことによって，現在の気管支の状態や空気の流れ，痰の状況が把握できる．また，治療介入を行った後の効果判定も可能なため必要不可欠な評価である．

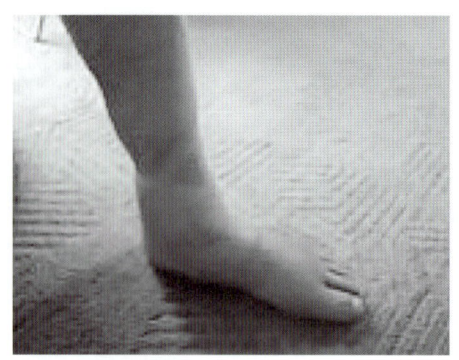

図 2-5 下肢の浮腫

表 2-3 喘鳴の強度分類[2]

0：喘鳴を全く聴取しない
Ⅰ：強制呼気にのみ聴取
Ⅱ：平静呼吸下で呼気のみ聴取
Ⅲ：平静呼吸下で吸気呼気ともに聴取
Ⅳ：最も重症な音の減弱

(1)喘鳴

聴診器を使用しなくても，異常呼吸音が聞こえることがある．この状態を喘鳴と呼び，表 2-3 のように強度分類されている[2]．

(2)呼吸音

聴診器を使用する場合は気管呼吸音，気管支肺胞呼吸音，肺胞呼吸音を区別し，それぞれ聴診し確認する[3]．

①気管呼吸音：気管とは第一分岐までの部分を指し，咽頭部のすぐ下，つまり喉元に聴診器を当て聴診する．正常では吸気音，呼気音ともにはっきりと聞こえ，吸気音と呼気音の間にポーズと呼ばれる無音状態がある（図 2-6）．

②気管支肺胞呼吸音：気管は第 2 肋骨の位置で左右に分岐する．これを竜骨（カリナ）と呼ぶ．分岐部の触診は，鎖骨の下の肋骨が第一肋骨でありその下の第二肋骨を胸の中心に向かって確認してゆく方法と，胸骨角を確認する方法がある．鎖骨

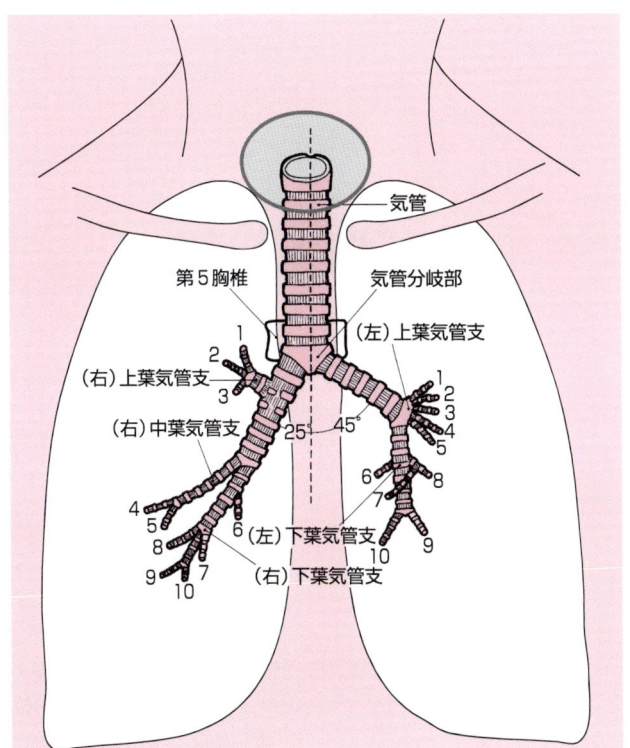

図2-6 気管呼吸音の聴診部位[4]

と鎖骨の間から胸骨にそって下方へ触っていくと，少し飛び出ている部分があるがその部位を胸骨角と呼び，主気管支が左右に分かれる部分とおおむね一致する．

　気管支は竜骨で左右に分かれるが，左は心臓があるため下の方向45度の角度で下がってゆき，右に比べて気管支が細くなっている．

　右は気管支が太く25度と急な角度で下がっている．誤嚥した場合に右の下葉に入りやすいのはこのためである．

　聴診はこの部位で気管支の音だけを聞くのは難しく，同時に肺胞音も聞こえる．痰等の分泌物がある場合はこのあたりで

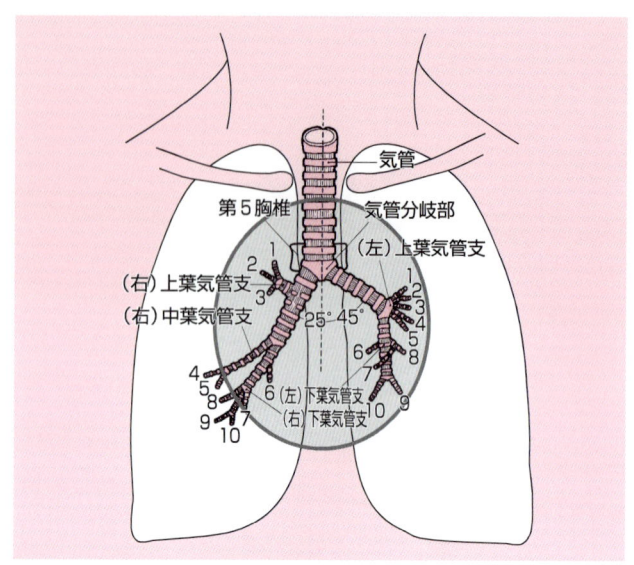

図 2-7 気管支肺胞呼吸音の聴診部位[4]

「ボコボコ」という水泡音や類鼾音が聞こえる．吸引器で吸痰する場合は主にこのあたりまでの痰が除去可能である．この部位で雑音を確認できなかった場合は，吸引器による吸痰では十分な効果は期待できない（図 2-7）．

③**肺胞呼吸音**：肺胞呼吸音は各肺野で吸気時のみ確認できる．しかし太い気管支の近くは，気管支音が大きく聞こえるため肺胞に音が伝わってしまい混ざって聞こえてくる．遠位になるに従い気管支音は減弱し，下葉では肺胞音のみが聞こえる．

肺は中空のスポンジのような構造のため音を吸収しやすくなっている．しかし，間質性肺炎のように肺胞膜が厚く硬くなってしまっている場合は，呼吸音が吸収されずに吸気音・呼気音ともに確認される．また，肺炎の初期時にも確認できる．逆に肺気腫のように肺胞が柔らかくなってしまっている場合は，こもったような音が聞こえる（図 2-8）．

このように肺胞音の確認のみでも肺胞，気管支のコンプライ

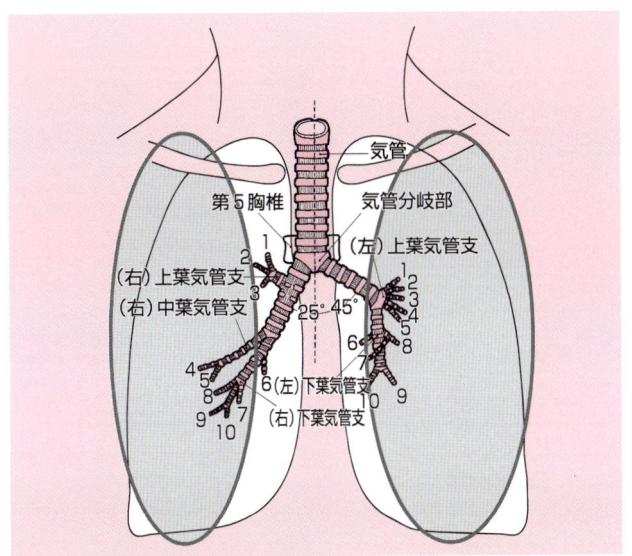

図 2-8 肺胞呼吸音の聴診部位[4]

アンスを予想することができる.

④**副雑音**:異常がある場合,上記の部位で空気の出入り以外の音が聴診される.異常呼吸音は,副雑音と呼び,**図 2-9** のように整理,分類されているので参考にするとよい[3].

　i 笛声音(wheezes):「ピー」という高音の笛のような音の場合は笛声音と呼ばれ,末梢気管支の狭窄や少量の硬い分泌物の存在が予想される.呼気時の方がよく聞こえる.喘息・気管支痙攣・気管支癌などでよく聞かれる.

　ii 類鼾音(rhonchi または rhonchus):「ゴー」「グー」という鼾のような低音の場合は類鼾音と呼ばれ,中枢気管支の狭窄や多量の硬い分泌物の存在が予想される.この場合も呼気時の方がよく聞かれる.慢性気管支炎・喘息・び漫性汎細気管支炎などでよく聞かれる.

　iii 水泡音(coarse crackles):「ゴロゴロ・ボコボコ」のような水泡がはじけるような断続的な雑音は水泡音と呼ばれ,

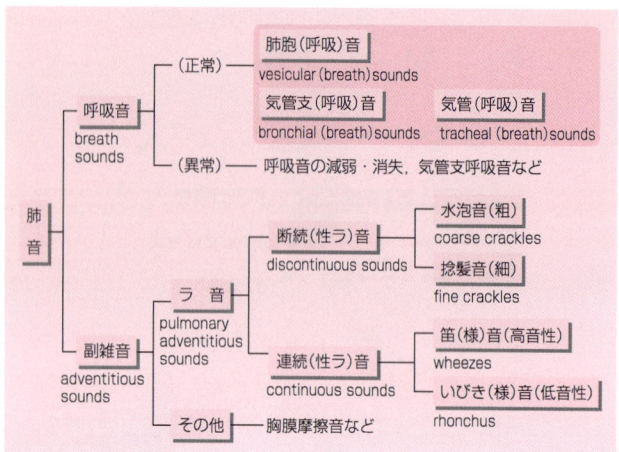

図 2-9 肺音の分類[3]

流動性のある分泌物の存在が予想され，呼気，吸気ともに聞かれる．大葉性肺炎・慢性気管支炎・気管支拡張症・肺気腫・肺水腫などでよく聞かれる．

　iv 捻髪音（fine crackles）：マジックテープをはがすときに聞こえる「パチパチ」というような音は捻髪音と呼ばれ，吸気時の肺胞が開くときに聞こえる音で，間質性肺炎・肺うっ血・気管支炎などのときに確認できる．

過去にあまり聴診の経験がない場合，肺音を聞き分けられないために消極的になってしまいがちである．よくわからなくても聴診する習慣をつけることを薦める．経験が少なくても「左右の肺音の比較」「音の大きさ」「排痰など肺理学療法施行前後の比較」など空気の出入りの程度は確認しやすく，重要な指標になる．できれば直接肌に聴診器を当てて聴診する方が良いが，深呼吸をさせると衣服の上からでも聞こえる．その場合，衣ずれの音が入らないようにしっかりとベルを固定するなど配慮が必要である．

人間には絶えず入ってくる色々な情報（ここでは主に聴覚情報であるが）を選択的に選ぶことが可能である．これを選択的

注意と呼ぶが，経験を積み重ねることで必要な肺音を聞き分けられるようになる．このためにもできるだけ聴診する習慣をつけることを薦める．

3. 打診

打診は体内の空気の含量を確認するために有効な方法である．肺気腫等過膨張している場合と結核等による肺の切除術後など肺容量の減少している場合では，全く異なる音が聞こえる．

打診の方法は指指打診法が一般的で肋骨と肋骨の間に左手中指を平行にあてがい，右手の手関節の動きを中心に中指の指先で左手の遠位関節を数回叩き，音を聞き分ける方法である．打診音は濁音，清音，鼓音に分けられる（図2-10）．

①濁音：空気の入っていない部分は音が共鳴せず濁音となる．自分の大腿部を打診し，練習して濁音を聞き分けられるようにするとよい．

②清音：肺の上を打診すると清音が聞かれる．空気が入って

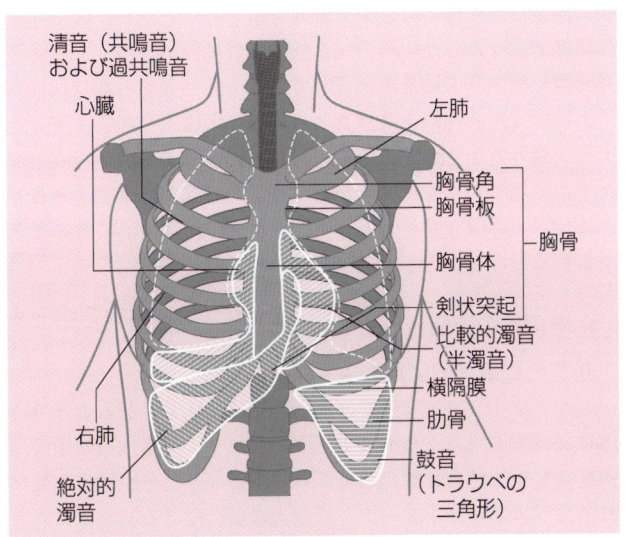

図2-10 胸郭の構造と正常な打診音マップ[5]

いるため肺部の音が共鳴し大きくて低調な清音が聞かれる．深呼吸して肺が膨張しているときと縮んでいるときでは，音が変化するので健常者同士で練習しておくとよい．

 ③**鼓音**：気胸の発生や肺炎の初期に聞かれるので，知っておくと変化を早く把握することができる．通常でも左の胸部下端で鼓音は聞かれる．

 打診の練習をするときに，清音，濁音，鼓音をそれぞれ確認しながら行うようにすると良い．

 打診が可能となると横隔膜の位置を確認することが可能となる．横隔膜より上は清音で，横隔膜以下は空気の含有量が少ないため濁音となる．上位肋骨部から下位肋骨へ打診しながら移動してくると共鳴音が清音から濁音に変化する場所がある．その位置が横隔膜のある場所である．右下部には肝臓があり濁音となってしまうので気をつける．

 通常時に打診で横隔膜の位置を把握し，次に深吸気させ同様に打診で横隔膜の位置を把握すると，横隔膜が呼吸によりどの程度動いているのかがわかる．腹式呼吸の指導を再学習させた後に再度打診を行い，効果を確認することができる．反対にこの動きがほとんどない場合は，横隔膜の疲弊が強かったり肺が過膨張し横隔膜の動きを妨害している可能性等が考えられる．その場合は腹式呼吸を練習させると呼吸困難感を増強させてしまう可能性もあるので，慎重に検討すべきである．

 また，打診により換気量が低下している部位を確認することが可能で，呼吸介助など換気量改善手技や排痰の必要性を確認する根拠となる．

4. その他の評価

(1)経皮的動脈血酸素飽和度

 パルスオキシメーターで酸素飽和度（SpO_2）を測ることで，PaO_2を予測することが簡便に可能となった．酸素は血液中のヘモグロビンと結合し酸化ヘモグロビンとなり，各組織に運搬される．パルスオキシメーターは最大に結合できる酸素量に対しての比率を測定するもので，％で表示される．

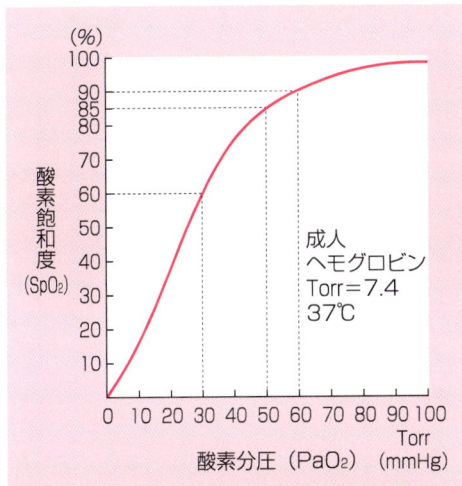

図 2-11 通常の条件下での動脈血酸素飽和度(SpO_2)と静脈血酸素分圧(PaO_2)の関係[13]

　指先などに光を当て測定するため、マニキュアをつけている場合は正確な値が出ない。また、循環障害がある場合も数字が変動するため寒い時期は手指の血流をよくしてから測定するなどの注意が必要である。また、pH や $PaCO_2$、体温などにも影響を受けるので測定数字を絶対的に信用するのではなく、フィジカルアセスメントと併せて検討するようにする。

　PaO_2 と SpO_2 の関係は酸素解離曲線で表される(図 2-11)。ポイントは SpO_2 が 90％で PaO_2 は 60 Torr に相当し、前記したようにこの数値以下だと酸素療法が必要と考えられる。SpO_2 が 85％では PaO_2 は 50 Torr と考える。SpO_2 が 60％では測定値の信頼度が低下するが、PaO_2 は 30 Torr 程度に低下してしまう。

(2) 呼吸困難感の評価

　2007 年改定 GOLD ガイドラインでは、COPD における呼吸リハビリテーションは呼吸困難感の軽減に効果があるといわれている[6]。呼吸困難感の訴えは主観的で「以前と比較して苦しくなってきているのか？」「介入後は楽になったのか？」など比較

フィジカルアセスメント

表 2-4　F-H-J の呼吸困難感

Ⅰ	同年代の健常者と同様の労作ができ，歩行，階段昇降も健常者並みにできる
Ⅱ	同年代の健常者と同様に歩行できるが，坂，階段昇降は健常者並みにできない
Ⅲ	平地でさえ健常者並みに歩けないが，自分のペースなら1.6 km以上歩ける
Ⅳ	休み休みでなければ50 m以上歩けない
Ⅴ	会話，衣服着脱にも息切れがする．息切れのため外出できない

表 2-5　MRC 息切れスケール

Grade 0	息切れを感じない
Grade 1	強い労作で息切れを感じる
Grade 2	平地を急ぎ足で移動する，または緩やかな坂を歩いて登る時に息切れを感じる
Grade 3	平地歩行でも同年齢の人より歩くのが遅い，または自分のペースで平地歩行していても息継ぎのために休む
Grade 4	約100ヤード(91.4 m)歩行した後息継ぎのため休む，または数分間平地歩行した後息継ぎのため休む
Grade 5	息切れがひどくて外出ができない，または衣服の着脱でも息切れがする

しにくい問題がある．また，報告や記録を行ううえでも客観的に呼吸困難感を評価する必要があり，どの程度効果があったのかを確認することは重要である．

Fletcher-Hugh-Jones の呼吸困難分類（**表 2-4**）や MRC（**表 2-5**）は多職種間でも周知されているため報告書に記載するのに適しているが，分類が大きいため介入前後の比較や日常の変化を評価するのには適していない．そのような場合，主観的な自覚症状で数値化する修正版 Borg scale（**表 2-6**）を使用すると簡単に評価可能である[3]．

修正版 Borg scale は運動強度を決定するときにも有用となる．短期間に効果を出すためには比較的高強度の運動が適当と

表 2-6 修正版 Borg scale[3]

0	全くなし
0.5	やっとわかる程度
1	かなり弱い
2	軽度
3	中等度
4	幾分きつい
5	きつい
6	
7	大変きつい
8	
9	極めてきつい
10	最高にきつい

いわれているが，10を最高値とする修正版 Borg scale で3〜5程度の運動強度でも継続することが高い効果を生むともいわれている[7]．

長期間の低酸素血症や高炭酸ガス血症のために感受性が低下し，酸素飽和度の低下が著しいにもかかわらず呼吸困難感をほとんど訴えない患者もいる．その場合このような呼吸困難感を指標にし運動強度を決定すると危険である．きちんと酸素飽和度を測定しながら，低酸素を招かないようにしながら体力向上を目指すべきである．

酸素飽和度の低下は著しくないにもかかわらず，非常に強く呼吸困難感を訴える患者もある．肺気腫等で肺が過膨張している場合は，強い呼吸困難感を訴えることがよくみられる．このような場合，呼吸困難感の評価が重要となる．介入前後の比較をする習慣をつけるよう心がけるべきである．

(3) 日常生活動作

「在宅呼吸ケア白書」に記される慢性呼吸不全患者の最も知りたい要望は「療養生活についてもっと教えてほしい」というものであり，その内容は「息切れを軽くする日常生活動作の工夫について知りたい」との要望が高い[8]．しかし，現場でこの評価は比較的軽視されやすく，きちんと確認されていないことが

多い.

　動作が可能であるか否かのみを評価するのは適当とはいえない. 慢性呼吸器疾患患者は, 呼吸苦はあっても, 四肢の運動機能自体は保たれているため短距離歩行など諸動作が可能である[9]ことや, 2章「4-(2) 呼吸困難感の評価」で述べたように低酸素状態となっても呼吸苦をあまり感じない症状の患者もいるため, 低酸素状態から状態の悪化をまねく場合があるからである. **表2-7**[10]を参考にし, 記録に具体的な酸素飽和度の変化, コメントを記載すると良い.

　まず,「苦しくなる動作」「大変と感じている動作」を確認する. 洗面や食事など再現可能である動作の場合は「どのように行っているか」を実際に行う場所まで行き, 動作をさせると問題点を明確にしやすい. その場合パルスオキシメーターでのモニタリングが必要で, 経時的に記録する必要がある. 代表的な労作性呼吸苦を起こす動作では階段, 坂道, 入浴で排便も腹部圧迫のため呼吸困難感が増す. 活動性の低いものでは, 着替え, 食事, 屋内歩行, 立ち座り動作などが代表的な動作である. また, 早朝の頭痛は高炭酸ガス血症の代表的症状であるが, 本人は「頻尿のための不眠」と感じていることがあり, 詳しく聞いてゆくと高炭酸ガス血症の場合がある.

　これらの動作を評価しておくと, 呼吸と動作を協調させた指導を行う前後の変化を本人が認識することに役立てられる. また, 状態に変化があった場合に比較することができる.

　4章に実際の各日常生活動作のアドバイスを記載してあるので参考にすると良い.

(4)動作時の酸素飽和度の確認

　酸素飽和度が安静時にすでに低下している場合は当然在宅酸素の適応となり, 医師の診察を薦めるべきである. そのため, 安静時にピンポイントでパルスオキシメーターを使用し測定することも必要であるが, 安静時にピンポイントで測定した数値が安全であったからといって, 動作中の酸素飽和度も安全範囲内とは限らない.

　活動範囲の拡大を1つの目標とするのならば, 動作中の酸素

表 2-7 千住らの ADL 評価表[10]

項目	動作速度	息切れ	酸素流量	合 計
食 事	0・1・2・3	0・1・2・3	0・1・2・3	
排 泄	0・1・2・3	0・1・2・3	0・1・2・3	
整 容	0・1・2・3	0・1・2・3	0・1・2・3	
入 浴	0・1・2・3	0・1・2・3	0・1・2・3	
更 衣	0・1・2・3	0・1・2・3	0・1・2・3	
病室内移動	0・1・2・3	0・1・2・3	0・1・2・3	
病棟内移動	0・1・2・3	0・1・2・3	0・1・2・3	
院内移動	0・1・2・3	0・1・2・3	0・1・2・3	
階 段	0・1・2・3	0・1・2・3	0・1・2・3	
外出・買い物	0・1・2・3	0・1・2・3	0・1・2・3	
合 計	/30点	/30点	/30点	
連続歩行距離	0:50 m 以内, 2:50〜200 m, 4:200〜500 m, 8:500〜1 km, 10:1 km 以上			
			合 計	/100点

動作速度
0:できないか,かなり休みをとらないとできない(できないは以下すべて0点とする)
1:途中で一休みしないとできない
2:ゆっくりであれば休まずにできる
3:スムーズにできる

息切れ
0:非常にきつい,これ以上は耐えられない
1:きつい
2:楽である
3:全く何も感じない

酸素流量
0:2 l/分以上
1:1〜2 l/分
2:1 l/分以下
3:酸素を必要としない

飽和度の変化を見ていくことが重要である.疾患,体力等により酸素飽和度の変化の仕方は異なる.たとえば肺の切除術等を受けたことがあるなど肺活量の減少が著しい患者は,急激に酸素飽和度が低下し,比較的短い時間(30秒から1分程度)で回復してくるが,肺気腫の場合などは呼吸苦を感じて動作を中止してから1分程度経過してから低下し始め,回復には2〜3分を要する場合が多い.

フィジカルアセスメント

表 2-8　運動時のSpO_2の推移

肺気腫	77歳　2.5 l 吸入	
	経過時間	SpO_2（％）
	歩行開始	94
10m歩行	30秒後	92
歩行休止	60秒後	89
	90秒後	86
	120秒後	85
	150秒後	86
	180秒後	87
	210秒後	88
	240秒後	90

表 2-8 は退院後間もない肺気腫患者の歩行時の経皮的酸素飽和度変化の記録である．この利用者の場合，歩行を休止してから1分後に最大低下（85％）し，90％まで回復するのにその後さらに2分かかっている．この場合，主治医と相談し動作時の酸素流量を検討するか，日常的に連続歩行距離を10m以内に収めるような工夫を行う必要がある．このように実際に対象となる利用者の動作時の推移を調べてから，具体的な日常生活動作を指導する必要がある．

これからわかるように動作時の酸素飽和度の変化を把握することは重要で「あなたは苦しくなってから休んだ場合は，何分程度休憩が必要ですよ．」などの具体的なアドバイスを行う必要がある．

(5) X線の確認

在宅患者ではX線フィルムを見る機会はあまりない．しかし，みる機会に恵まれればぜひ確認するべきである．読影のチェックポイントは他書にゆだねるが，著しい変化は熟練しなくとも判断可能である．図 2-12 は肺炎初期の胸部X線である．炎症を起こしている気管支が白く写っているのがわかる．

十分な呼気ができないため肺の中にある空気を吐き出せていない状態でさらに吸い込んでしまうので，肺が過膨張し風船のようにパンパンに膨らんでしまう（図 2-13）．呼気ができないた

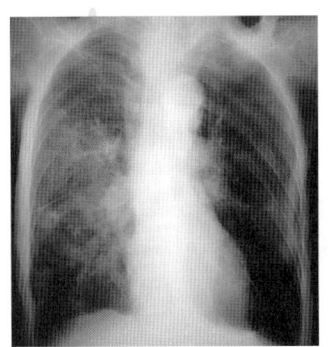
図 2-12 肺炎初期

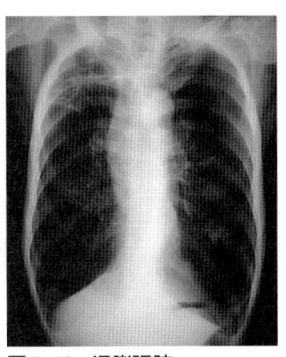
図 2-13 過膨張肺

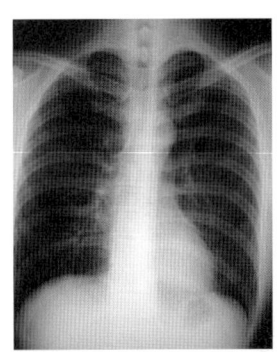
図 2-14 正常肺

め肺が膨らみ新しい空気を吸うことができないのに,本人は「息が吸えない.」と訴え,さらに強い吸気を行おうとしてしまい状態を悪化させてしまいがちである.正常な胸部 X 線 (図 2-14)と比較すると,上葉が持ち上がり,下葉が下方まで広がっているのがわかる.

(6) 血液ガスデータ

在宅で採血するにはいくつかの注意があることや採取時に痛みを伴うため積極的に在宅で行う医師は少ない.しかし,検査結果は重要な意味を示すため施行されている場合は確認し,内

容を理解しておかなければならない重要な検査であるので最低限は覚えるべきである．

- PaO_2：動脈血中どのくらい酸素が取り込まれているかを知るもので，正常値は80〜100 Torr．60 Torr以下は酸素療法が必要である．
- $PaCO_2$：動脈血中にどの程度二酸化炭素が残っているかを知るもので，正常値は40〜45 Torr．30 Torr以下は過換気，45 Torr以上は低換気である．
- pH，HCO_3^-，BE：人間の体は，pHをいつも正常範囲（7.4±0.05）に保とうという働きがある．過呼吸になると$PaCO_2$が低くなり，呼吸性アルカローシスが起こり，反対に息が吐ききれなくなると$PaCO_2$が高くなり呼吸性アシドーシスになる．同様にHCO_3^-が正常値（24±4 mEq/l）より高くなると代謝性アルカローシスとなり，低くなると代謝性アシドーシスとなる．さらに，しばらく時間がたつと代償作用が働き，pHを正常値に戻してくる．このような動きが$PaCO_2$とHCO_3^-，BEを経時的に追うことでわかる．BE（0±4 mEq/l）はイオン代謝の指標としてみることができ，どの程度過剰にイオンを受けたかが反映されるので，上記らと同時にみておく必要がある．これらのデータをみることによってどのように変動を起こし，現在に至ったかを推測することができる．
- $A-aDO_2$：肺胞まで到達した酸素が動脈血へ移行するのを数値化したものである．数値が大きくなるということは，肺胞気－動脈血の差が開大することで，肺胞気から動脈血での酸素移行が障害されていることを表している．原因はガス交換に関係しない血流（シャント）の増加，換気血流比の異常，拡散障害，混合静脈血酸素分圧の低下などがあげられている．正常値は8.4＋（1.2×年齢）で計算する．

この数字を割り出すことで，どの程度I型呼吸不全の要素があるのか，II型の要素がどの程度あるのかがわかる．つまり，換気改善を中心に練習するのが妥当なのか，呼吸効率の良い動作の指導を中心にした方が妥当なのかがわかるので，ぜひ計算する習慣をつけることを薦める．

表 2-9　カニューラ・マスク使用時の酸素濃度

カニューラ		簡易酸素マスク	
1 l	24 %		
2 l	28 %		
3 l	32 %		
4 l	36 %		
5 l	40 %		
6 l	44 %	6～7 l	50 %
		7～8 l	60 %

- 計算式：$A-aDO_2 = (713 \times FiO_2) - PaCO_2/0.8 - PaO_2$
- FiO_2 の算出：上記計算式を使うときには酸素濃度がわからないと計算できない．

　一般のルームエアーを吸入している場合は 0.21 とする．鼻カニューラでの吸入時にはどれだけ鼻から吸えているかなど正確性の問題は多いと思われるが，1 l で 0.24，2 l で 0.28，3 l で 0.32 程度を目安にして計算する（**表 2-9**）．

(7) 栄養状態（体重，身長）

　慢性呼吸不全患者は，少量の食事を摂取しただけでも早期に腹部膨満感を訴える．肺の過膨脹により横隔膜を押し下げて胃を圧迫しているためと考えられる．また，食事動作は多くの酸素を必要とするため，呼吸困難を伴い食欲が低下しやすい．胃潰瘍などの合併も多いという関連も指摘されている．

　肺の過膨張や気道閉塞により呼吸仕事量は増加し，消費カロリーが非常に高くなる．健常人では一日呼吸をするのに 36～72 kcal しか必要としないのに対し，慢性呼吸不全患者では 430～720 kcal と，約 10 倍のカロリーが必要となる．これはご飯に換算すると 2～3 杯分にあたり 20 代の男性と同じくらいの摂取カロリーが必要になる．

　基礎代謝エネルギー消費量は Harris-Benedict の式で求められる．

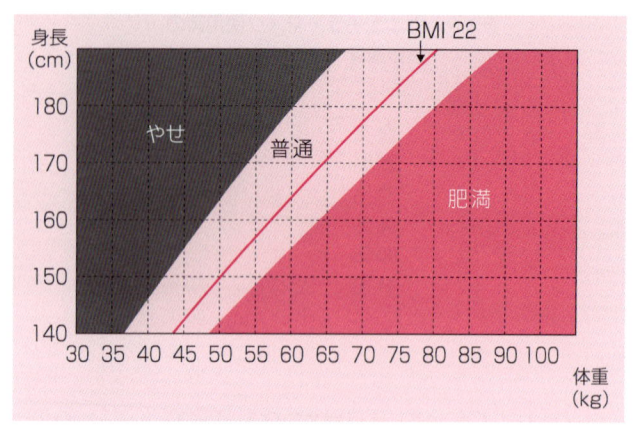

図2-15 やせ・肥満度早見表（BMI）

男性は　66＋13.7×体重(kg)＋5×身長(cm)－6.8×年齢
女性は　66.5＋9.6×体重(kg)＋1.7×身長(cm)－4.7×年齢

で計算をする[11]．

これらの原因により低体重となるが，BMI（body mass index）で数値として計算される．体重を身長×身長で割り（体重／身長^2），22が標準，18.5以下は低体重となる．25以上は肥満，30以上は肥満度1度，35以上は肥満度2度，40以上は肥満度3度である．図2-15にあてはめ確認するとわかりやすい．

基準体重比（％IBW：ideal body weight）は現在の体重（kg）を身長^2（m）×22で割り，×100［実体重／（身長^2×22）×100］としたもので89以下は軽度栄養不良，79以下は中等度の栄養不良，69以下は極度の栄養不良である．

体重減少率（％LBW：loss of body weight）は，現在の体重から健常時の体重を引いたものを，健常時の体重で割ったものに100をかけたもの［（現在の体重－健常時の体重）／健常時の体重×100］で，1週間で1％以上の低下で体重減少，2％の低下で重度の体重減少となる．

中等度以上の体重減少は,慢性閉塞性肺疾患患者の 40％も占めるといわれている.

　改善するためには摂取量を増やすことだが,困難な場合は栄養補助食品をうまく利用するとよい.高カロリー補液などは医師の処方が可能である.肺疾患用の補液も販売されている.ゼリー状のものはコンビニエンスストアでも販売されており,簡単に入手できる.

　便秘の予防も大切である.便秘は横隔膜を押し上げ呼吸を妨げるだけでなく,排便時にいきむときに呼吸困難が増すので避けるべきである.困難な場合は医師に下剤の処方を依頼する必要もある.

　4章の日常生活動作,住宅改修のアドバイス「4.食事・食卓」の項目に詳細を記載する.

(8) うつの評価

　慢性呼吸不全ではうつ傾向となりやすく,客観的評価（うつスケール等）を行うことが必要な場合もある.主治医と相談し薬物療法が必要なこともある（**表 2-10**）.

(9) 認知機能の評価

　慢性呼吸不全患者は高齢者が多く認知機能の低下をきたしている患者もいる.患者指導は大切であるが,慢性呼吸不全の特徴でもある記銘力低下のため指導が予定どおりに進まないこともある.在宅での認知機能のテスト（改訂長谷川式簡易知能評価スケール等：**表 2-11**）を通常に行うには,よほど関係ができている状況でないとその後の指導に影響を及ぼすことがあるので慎重に行うべきである.

●文献

1) 螺良英郎・他：呼吸不全とつきあうコツ.フジメディカル出版, 2001.
2) 千住秀明：呼吸リハビリテーション入門―理学療法士の立場から―.神陵文庫, 1997.
3) 居村茂幸：内部障害系理学療法学.医歯薬出版, 2006.
4) 中野昭一・編：普及版 解剖・生理・栄養 図説ヒトのからだ.医歯薬出版, 2001.
5) 藤崎　郁：フィジカルアセスメント完全ガイド.学習研究者, 2001.
6) National Heart, Lung and Blood Institute, World Health Organization

表 2-10 うつ病の自己評価尺度（SDS by Zung）

(B) 評価日	200　年　月　日
(C) 評価の機会	□初回カウンセリング □継続カウンセリング □修了時　□その他（　　　　）

1	気が沈んで，ゆううつだ	1. いいえ	2. 時々	3. しばしば	4. いつも
2	朝がた，一番気分がよい	4. ひどく悪い	3. かなり悪い	2. 時々	1. 別に悪くない
3	泣いたり，泣きたくなったりする	1. いいえ	2. 時々	3. しばしば	4. いつも
4	夜，よく眠れない	1. 眠れる	2. まあまあ	3. しばしば	4. いつも
5	食欲はふつうにある	4. いいえ	3. かなりない	2. 時々	1. いつもある
6	異性に関心がある	4. ない	3. 少し	2. かなり	1. おおいに
7	最近，やせてきた	1. いいえ	2. 少し	3. かなり	4. たいへん
8	べんぴする（つうじがない）	1. いいえ	2. 時に	3. たいてい	4. いつも
9	心臓がどきどきする	1. いいえ	2. 時に	3. たいてい	4. いつも
10	疲れやすい	1. いいえ	2. 時に	3. たいてい	4. いつも
11	考えはよくまとまる	4. ない	3. 少し	2. かなり	1. おおいに
12	何事もたやすくできる	4. いいえ	3. ときに	2. たいてい	1. いつも
13	落ちつかずじっとしていられない	1. いいえ	2. 時に	3. たいてい	4. いつも
14	将来に，希望がある	4. ない	3. すこし	2. かなり	1. おおいに
15	いらいらする	1. いいえ	2. 少し	3. かなり	4. たいへん

2：訪問時の評価

表 2-10 続き

16	気楽に決心できる	4. いいえ	3. ときに	2. たいてい	1. いつも
17	自分は役にたつ，必要な人間だと思う	4. いいえ	3. すこし	2. かなり	1. おおいに
18	自分の人生は充実している	4. いいえ	3. すこし	2. かなり	1. たいへん
19	自分が死んだ方が他の者にとってよいと思う	1. いいえ	2. ときに	3. たいてい	4. いつも
20	いまの日常生活に満足している	4. いいえ	3. すこし	2. かなり	1. おおいに
合計点数		参考	うつ病圏	神経症圏	健常者
			59点前後	46〜49点	26〜35点
		月　日　点	月　日　点	月　日　点	月　日　点

: Global initiative for chronic obstructive lung disease (GOLD) workshop summary. Global strategy for the Diagnosis. Management, and Prevention of Chronic Obstructive Pulmonary Disease. Am J Respir Care Med 163 : 1256-1276, 2001, updated, 2007. available from http : //www.goldcopd. com/Guidelineitem. asp?/1=2&12=1& intld=989

7) 高橋仁美，本間光信・他：COPD 患者の呼吸リハビリテーションにおける運動処方の実際．呼吸ケア・リハビリテーション学会誌 18(1)：44-48，2008．
8) 日本呼吸器学会在宅呼吸ケア白書作成委員会編：在宅呼吸ケア白書．日本呼吸器学会，2005．
9) 牛場直子，里宇明元・他：慢性呼吸不全疾患患者の日常生活動作(ADL)—Pulmonary Functional Status and Dyspnea Questionnaire Modified(PFSDQ-M)による予備的検討—．呼吸管理学会誌 14：240-245，2004．
10) 橋元　隆，天満和人，千住秀明・編：日常生活活動(ADL)．神陵文庫，2000．
11) 日本呼吸ケア・リハビリテーション学会呼吸リハビリテーション委員会・他：呼吸リハビリテーションマニュアル—運動療法—．照林社，2007．
12) 加藤伸司・他：改訂長谷川式簡易知能評価スケール(HDS-R)の作成．老年精神医学雑誌，2(11)：1339-1347，1991．
13) 石田　暉・他編：Clinical Rehabilitation 別冊 呼吸リハビリテーショ，医歯薬出版，1999．

表 2-11　改訂長谷川式簡易知能評価スケール[12]

氏 名		年齢	（男・女）	年　月　日生

	質問内容	配点
1	お年はいくつですか？（2年までの誤差は正解）	0, 1
2	今日は何年の何月何日ですか？何曜日ですか？ （年, 月, 日, 曜日が正解でそれぞれ1点ずつ）	0, 1 0, 1 0, 1 0, 1
3	私たちがいまいる所はどこですか？ （自発的に出れば2点, 5秒おいて「家ですか？」「病院ですか？」「施設ですか？」のなかから正しい選択をすれば1点）	0, 1, 2
4	これから言う3つの言葉を言ってみて下さい. あとでまた聞きますのでよく覚えておいて下さい. （以下の系列のいずれか1つで, 採用した系列に〇印をつけておく） 1：a）桜　b）猫　c）電車 2：a）梅　b）犬　c）自動車	0, 1 0, 1 0, 1
5	100から7を順番に引いて下さい. （100－7は？, それからまた7をひくと？と質問する. 最初の答えが不正解の場合, 打ち切る. それぞれ1点.）	0, 1 0, 1
6	私がこれから言う数字を逆から言って下さい. （6－8－2, 3－5－2－9を逆に言ってもらう. 3桁逆唱に失敗したら, 打ち切る）	0, 1 0, 1
7	先ほど覚えてもらった言葉をもう一度言ってみて下さい.（自発的に回答があれば各2点, もし回答が無い場合以下のヒントを与え正解であれば1点） a）植物　b）動物　c）乗り物	a：0, 1, 2 b：0, 1, 2 c：0, 1, 2
8	これから5つの品物を見せます. それを隠しますのでなにがあったか言って下さい.（時計, 鍵, タバコ, 硬貨など必ず相互に無関係なもの）	0, 1, 2 3, 4, 5
9	知っている野菜の名前をできるだけ多く言って下さい.（答えた野菜の名前を右欄に記入する. 途中で詰まったり, 約10秒間待っても答えない場合はそこで打ち切る） 0～5＝0点, 6＝1点, 7＝2点, 8＝3点, 9＝4点, 10＝5点	0, 1, 2 3, 4, 5
満点30点　20点以下　痴呆　21点以上　非痴呆		合計点数

2：訪問時の評価

3 訪問時の治療

1—コンディショニング

(1)姿勢修正

慢性呼吸不全患者は**図3-1**のような姿勢になりやすい．腹部の安定性が低く，頸部から肩甲帯周囲筋が緊張しやすくなる．呼気よりも吸気に対して努力してしまうため吸気時に働く呼吸補助筋が過緊張する．また，脊柱起立筋は肋骨起始部に付着しているため，緊張することにより肋骨が吸気時と同様に持ち上がり常時吸気位となるため，十分な呼気が難しくなる．大胸筋や上部肋間筋も緊張し，呼吸困難感の増大や上肢の活動性を低下させてしまう．

呼吸補助筋の過用などのため酸素消費量や摂取エネルギーが増大してしまうことも問題となる．このような姿勢の修正は必要であり，リラクゼーションやストレッチ，可動性向上練習などコンディショニングは重要となる．

(2)リラクゼーション

リラクゼーションは種々の方法がある．代表的なものは，つま先を伸ばすように力を5秒間入れ，その後10秒間リラックスする．それを，殿筋，腹筋，両上肢，頸肩部，顔面，の順に行い，最後に全身の筋肉を緊張させ，全身の筋のリラックスを図る方法である．この方法は，経験を繰り返すことで一人でも可能なため有効である[1]．

術者が行う場合に，背臥位が可能な場合に使用しやすいのは，床面を身体で探索活動させ，環境適応能力を発揮させることで，リラクゼーションを図る方法である．肩甲帯周囲や下肢，背部など種々の部分を接触面にこすりつけるように動かす．接触面を認知させるため早く動かさずに反応を診ながら行うとよい[2]．

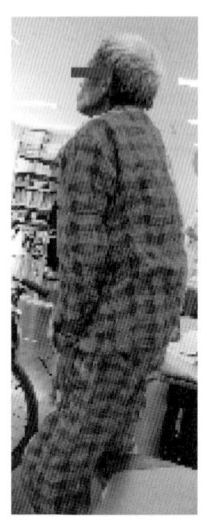

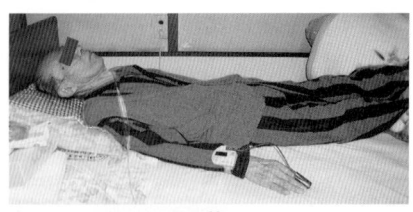

図 3-2 A　リラックス前

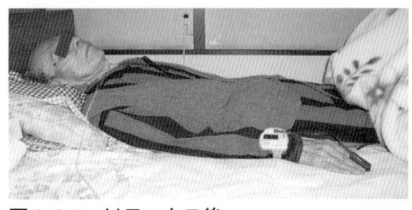

図 3-2 B　リラックス後

図 3-1　慢性呼吸不全患者の姿勢

　図 3-2 A は仰向けに寝たとき胸式呼吸でパルスオキシメーターの測定で酸素飽和度が 92％あった患者に対し，5分程度探索活動を行わせただけで胸や顎が下がりリラックス（図 3-2 B）し，腹式呼吸となり酸素飽和度が 95％に向上した症例である．

(3)呼吸法

①口すぼめ呼吸

　今までの生活歴のなかで自然と効率の良い方法を行っている人もいるが，すべての動作につながる重要なものなので再確認した方がよい．

　肺気腫などで肺胞や気管支の弾力性が低下してくると吸気時に肺胞は膨らむが，肺の弾性低下で呼気機能が低下する．さらに弾性で開いているはずの気管支も呼気時に虚脱して空気が閉じ込められた状態となる．このため残気量が増え過膨張を招きやすい．また，ポンプ不全も影響し二酸化炭素を排出できず高炭酸ガス血症となる．このような状態を防ぐため口すぼめ呼吸を行う．

　鼻から吸気し，ろうそくを吹き消すときのように口をすぼめ

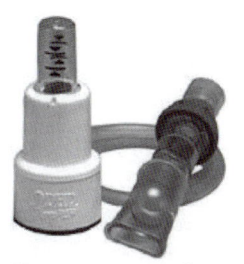

図 3-3　TheraPEP®[16]

口腔内の内圧を高め，吸気の倍の時間をかけて呼気を行う．気道に予備圧力が生じるため気道閉塞を防ぎ残気量が減少し，二酸化炭素を排出する効果がある．意識し過ぎてリラックスができなくなったり無理に息を絞り出したりすると逆効果で呼吸苦を招くので指導には注意が必要である．口を強くすぼめすぎたり，周囲を気にして軽く口をすぼめる程度の場合もあるが，末梢気管支が拡張するだけの気道内圧を高めないと効果は半減してしまう．気道内圧を 20 mm/H_2O まで高める必要があり，**図 3-3** 等の内圧を確認する器具を使用し，実感させることも重要である．

②腹式呼吸（横隔膜呼吸）

我々は安静時，主に横隔膜呼吸で吸気し，肺や胸郭弾性で呼気し換気を行っている．このとき呼気筋はあまり使用していない．運動量が増し，横隔膜呼吸で換気量が不足したときの予備として呼吸補助筋を使用している．慢性呼吸器疾患患者は常時頻呼吸で頸部や肩甲帯周囲の呼吸補助筋を安静時にも使用し呼吸している．そのため活動量が増したときに予備として使用できる呼吸筋が無く，呼吸補助筋を過活動させてしまい呼吸筋疲労を起こしやすい．このような活動が酸素消費量や摂取エネルギーを増大させ，効率の悪い動作としている．これらの状況を改善するために呼吸法の指導は大切である．腹式呼吸は横隔膜呼吸とも呼ばれ，筋効率が良く座位や立位の場合では肺の下方に血液が多く存在するため，換気血流比が良い．しかし，肺気腫などの場合は，肺が過膨張し横隔膜が平板化し活動しにくく

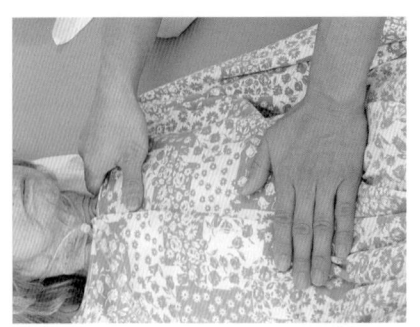

図 3-4　斜角筋を触診しながら腹式呼吸の練習

なっている場合もある．

　横隔膜の活動を確認するには，下部肋骨の下から肋骨の裏側を触るように手を差し込み深呼吸させるとできる．他の方法としては，吸気位と呼気位でそれぞれ横隔膜の位置と思われる部分を打診し（2章「3打診」），清音と濁音の境界部周囲が横隔膜の位置となる．この手法により横隔膜の動きを確認する．横隔膜の動きが維持されているようなら指導すべきであるが，動きが少ない場合は無理に行わせると呼吸困難感を増大させる．

　呼吸法指導の注意点は意識させすぎないことである．背筋を伸ばし，体を堅くして背筋を緊張させて行うと，肋骨が挙上し呼気しにくくなり換気量が低下することもある．この状態で5分も練習をしていると疲れてしまう．これでは「呼吸法の練習」は上手くなるが，日常の呼吸には反映されにくい．このようなことを防ぐため，リラックスをしながら行うよう指導することが大切である．

　安定しやすい姿勢をとり「楽に呼吸する」ように指導する．そのため呼気が短くなったり，胸が動いてしまってもリラックスしながら疲れない呼吸をイメージする方が大切で，徐々に修正してゆく．指導者は斜角筋を片手で触診し，もう片手では腹部を押さえ，腹式呼吸のグレード評価法（表2-2）でまず現在のグレードを確認する（**図 3-4**）．それから吸気のタイミングに合

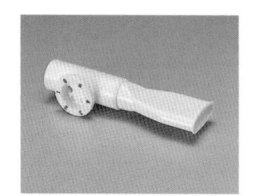

図 3-5　P-flex®[17]

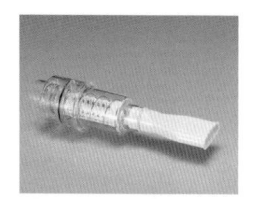

図 3-6　THRESHOLD®[17]

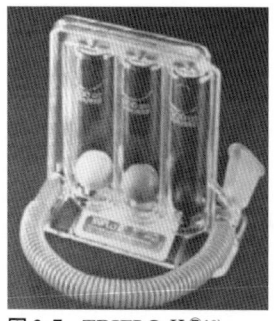

図 3-7　TRIFLO II®[18]

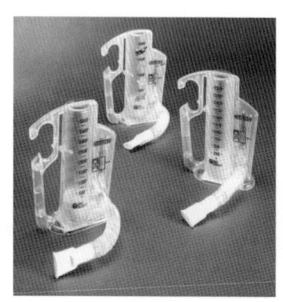

図 3-8　Coach 2®[16]

わせ軽く断続的に腹部を刺激し，横隔膜を動かすタイミングを数回指導してゆく．呼吸補助筋がリラックスし横隔膜中心で呼吸が可能となれば，自分1人でも再現可能となるよう指導する．

(4)呼吸訓練機

呼吸訓練機にはいくつかの種類のものがある．主に吸気筋強化練習機，呼気筋強化練習機に分類される．

- 吸気筋強化練習としては吸気抵抗負荷法があり代表的なものは，ダイヤルで6段階に調整が可能なP-flex（図3-5）と強度調整が可能なTHRESHOLD（図3-6）がある．

　吸気流量を増加するために行うものはTRIFLO II（図3-7）やCoach 2（図3-8）があり，安価であり，オモチャで遊ぶ感覚で行うことができ呼吸練習も継続することが可能である．

- 呼気筋強化練習としては呼気陽圧訓練機（positive expiratory pressure）がありPEPと呼ばれる．図3-3で記載したThera

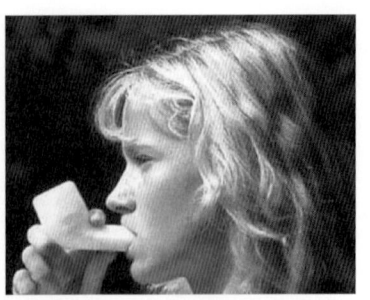

図 3-9 フラッター[17]

図 3-10　acapella[16]

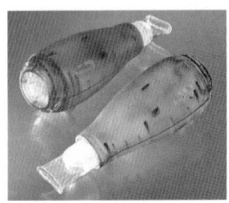

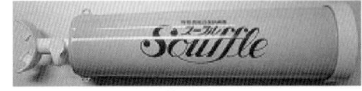

図 3-11　Souffle[19]

　PEP は前記したように気道内圧を測定することもできるし，末梢気道の閉塞を予防し肺胞の虚脱を防止，長く深いパターンの呼吸練習などにも効果的である．

　図 3-9 のフラッターは，上記と同様 PEP 効果もあるが，呼気時に気道を振動させることが可能なため，排痰効果がある．フラッターは器具の角度を維持しなければならないため立位もしくは座位で行わなければならないが，**図 3-10** の acapella は器具をどんな角度にしても効果がみられるため，体位排痰法を行いながら実施することが可能である．後記するが squeezing との併用も可能である．acapella には呼気抵抗を調節するダイヤルがついており呼気時に適当な圧がかかるように調整可能である．前記した TheraPEP と組み合わせ末梢気管支が開通する 20 mm/H_2O の圧力がかかるように調整するとさらに効果的である．

　Souffle（**図 3-11**）は PEP 効果もあるが，IDSEP（increased dead space and expiratory pressure）の改良型である．鼻孔を閉

じて Souffle の中に呼気し再度 Souffle 内の呼気を吸うことにより $PaCO_2$ を高め呼吸中枢を刺激し深呼吸を誘発するもので，高炭酸ガス血症の患者には不適切である．

なかなか継続できない呼吸練習も道具や目安があれば継続しやすくなることがあるので，導入するのもひとつの方法である．しかし，個々人で購入する必要があるため，本人の価値観や希望をよく判断し薦めてゆく．

(5) 呼吸筋体操

慢性呼吸不全患者は通常ではありえない，吸気時に「呼気している」という情報や，呼気時に「吸気している」という情報が脳に送られ「脳と呼吸筋がミスマッチした状態」となりやすい．肋間筋には筋紡錘が多く存在し呼吸運動の調節に関与しているため，呼吸苦はこの状態によって起こるといわれている[3]．このような場合，脳から吸気筋に命令が出ているときに吸気筋をストレッチすることや，呼気筋に命令が出ているときに呼気筋をストレッチ[4]することが，呼吸苦を軽減するために重要である（**図 3-12**）．

また，労作性呼吸苦を有する呼吸器疾患患者は，呼吸補助筋を過用しているため日常的に過緊張状態となっている．そのため，胸郭の可動性が低下し拘束性換気障害が 2 次障害として起きてしまう．この問題解決のためストレッチは重要となる．肺自体に器質的な問題が無い多発性脳梗塞やパーキンソンの場合も胸郭の可動性低下のため深呼吸が難しく，同様に拘束性換気障害を起こす．拘束性換気障害が併発すると，呼出力低下などで排痰が困難となる．さらに呼吸補助筋の過用や咳込みも影響し，肋間筋などの呼吸筋が過緊張を起こす．長期に続くと異常筋緊張となり痛みを訴えることもある．これらの予防にもストレッチは重要である．**図 3-13** の棒体操[5]や低負荷で実施可能な「座ってできる COPD 体操」なども参考にするとよい．「座ってできる COPD 体操」は，ストレッチ体操ではなく運動療法である．当体操は表 2-6 のボルグスケールの「2」の強度を目標とし，低負荷で可能である[6]．**図 3-14** に酸素供給業者が見やすくまとめた図を掲載する．

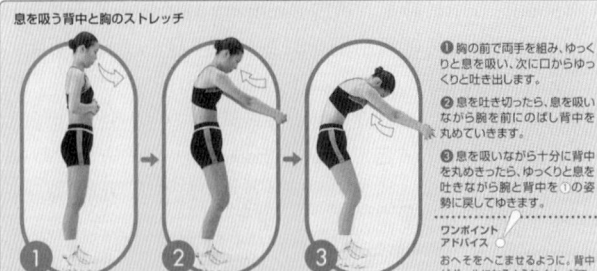

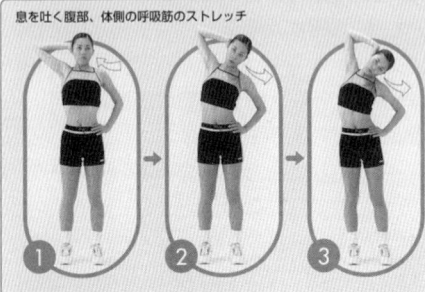

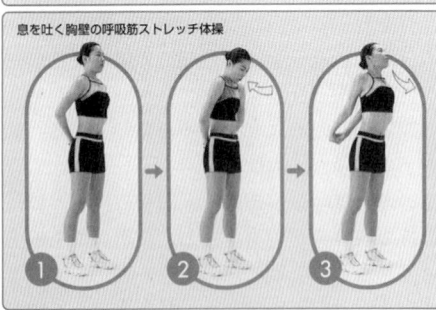

図 3-12 A　呼吸筋ストレッチ体操[11]

(6) 呼吸補助筋のストレッチやマッサージ

　活動性が低下し，自分でストレッチ体操を行うことが困難となってしまった場合，もしくは自発的には行わない場合，術者が行うストレッチは重要である．慢性的に過緊張していると他動的に動かされても抵抗があり，患者本人は「自分では力を入

肩の上げ下げ

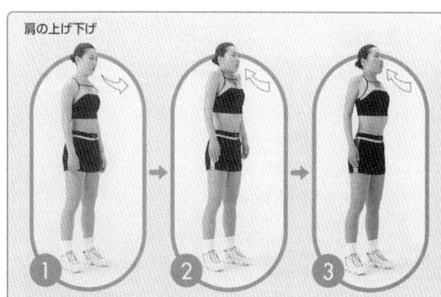

❶ 足を肩幅ぐらいに開き背すじをのばしてリラックスします。

❷ 鼻から息をゆっくり吸いながら、両方の肩をゆっくりと上げていきます。

❸ 息を吸い切ったら口からゆっくりと息を吐きながら、肩の力を抜いておろし①の姿勢に戻り背筋を伸ばしてリラックスします。（息を吸いながら肩を後ろに回しておろすと効果的です。）

ワンポイントアドバイス
肩に力が入っていませんか？
リラックスが大切です。

息を吸う胸の呼吸筋のストレッチ

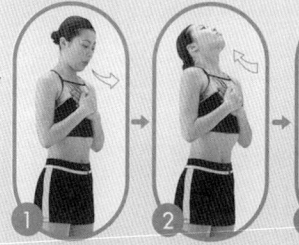

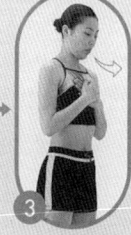

❶ 両手を胸の上部にあてて息をゆっくり吐きます。

❷ ゆっくり息を吸いながら、持ち上がる胸を手で押し下げるようにします。

❸ 息を吸いきったら、①と同じ姿勢に戻しながら、ゆっくりと口から息を吐きます。

ワンポイントアドバイス
あごが上がり過ぎないように。胸を広げながら背伸びをする感じです。

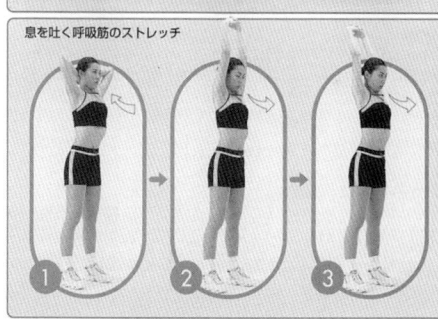

息を吐く呼吸筋のストレッチ

❶ 両手を頭の後ろで組み、ゆっくりと息を吸います。

❷ ゆっくり息を吐きながら腕を上にのばし、背伸びをしていきます。

❸ 首を前に倒し、腕を後ろへ引きながら息を吐ききります。息を吐ききったら①の姿勢に戻し楽に呼吸します。

※①②だけでも結構です。

ワンポイントアドバイス
背筋がのびているときは、かかとはつけたまま、のびきったらひじをのばすように。

図 3-12 B　呼吸筋ストレッチ体操[11]

れているつもりは無いのに」と驚くほど，脱力が困難となっていることがある．

　筋緊張が非常に高い場合はストレッチの前に肩甲帯周囲の筋を軽くマッサージを行うと効果的である．

　僧帽筋を筋腹から頸部の付着部付近まで，いわゆる肩こりの

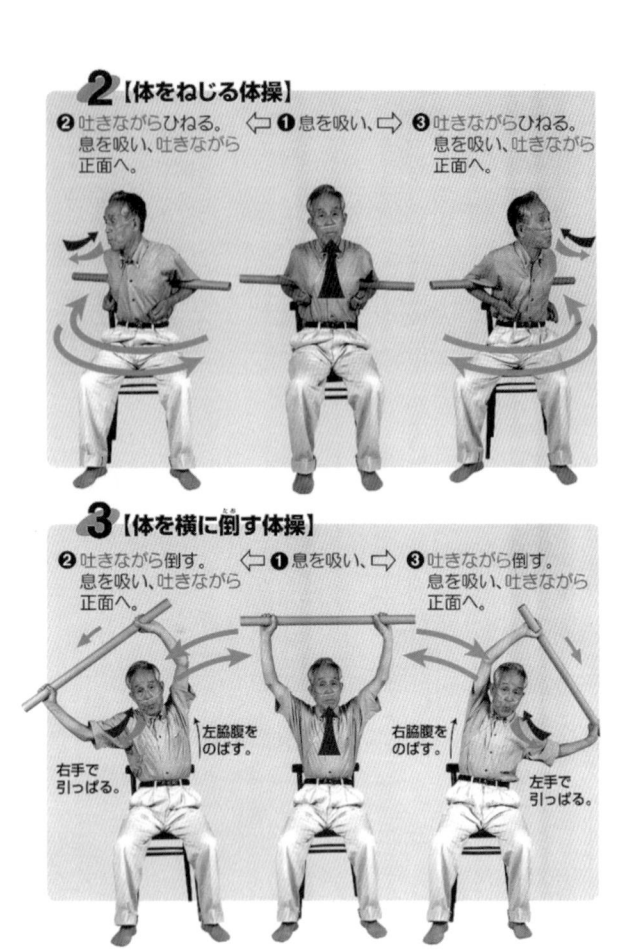

図 3-13　棒体操[5]

ときに行うのと同様に軽くマッサージする（**図 3-15**）．

脊柱のすぐ横の脊柱起立筋を指圧するようにマッサージするのも有効である．この脊柱起立筋群は，肋骨の近位端に付着しているため頻呼吸の際，過緊張を起こす．

棘下筋は肩甲骨に張り付くように扇形の形状をした筋であるが，非常に痛がるので手の平で軽くなでるようにマッサージす

1 筋力強化運動　筋力の強化を目的とする運動です．

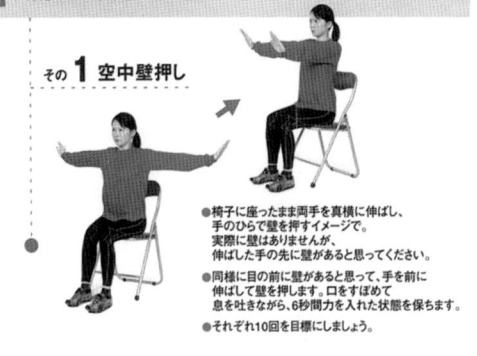

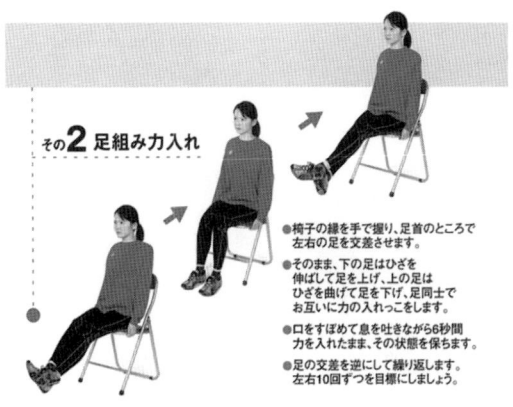

その1 空中壁押し

- 椅子に座ったまま両手を真横に伸ばし、手のひらで壁を押すイメージで。実際に壁はありませんが、伸ばした手の先に壁があると思ってください。
- 同様に目の前に壁があると思って、手を前に伸ばして壁を押します。口をすぼめて息を吐きながら、6秒間力を入れた状態を保ちます。
- それぞれ10回を目標にしましょう。

その2 足組み力入れ

- 椅子の縁を手で握り、足首のところで左右の足を交差させます。
- そのまま、下の足はひざを伸ばして足を上げ、上の足はひざを曲げて足を下げ、足同士でお互いに力の入れっこをします。
- 口をすぼめて息を吐きながら6秒間力を入れたまま、その状態を保ちます。
- 足の交差を逆にして繰り返します。左右10回ずつを目標にしましょう。

図 3-14 A　座ってできる COPD 体操[20]

る程度でも楽になる．

　大胸筋も短縮していることが多く痛みを感じやすいので，強く行うと痛みを誘発し逆に緊張してしまう（**図 3-16**）．大胸筋の下には上部肋間筋がある．肋間筋には筋紡錘が多く存在し，この働きが呼吸困難感を増悪させると考えられている．この周囲のリラクゼーションにより呼吸困難感を減少させることが可能なので，痛みを与えないように慎重に行う必要がある．

　マッサージなどでリラクゼーションを図った後，僧帽筋，斜

2 有酸素運動

身体に負担がかからない軽い運動です。同じ運動を長時間行うのはつらく、集中力も続きません。
次に紹介する2つの運動を、交互に2分ずつ行います。あわせて12分、慣れてきたら20分を目標にします。

その1 椅子歩行

- 椅子に浅めに腰かけます。
- ひじを曲げ、腕をふりながら足踏みをします。
- 椅子に座ったまま、歩くような気持ちで行いましょう。
- 2分間続けたら、右の「椅子ステップ」に移ります。
- 「椅子ステップ」と交互に、2分を3セット行います。

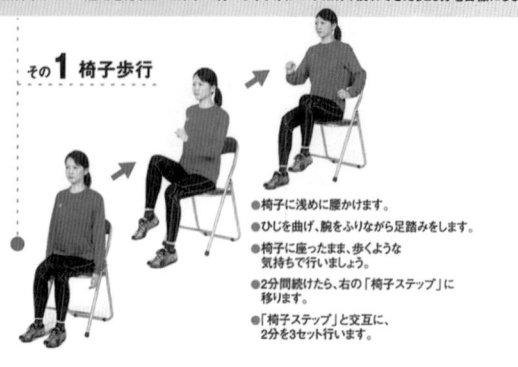

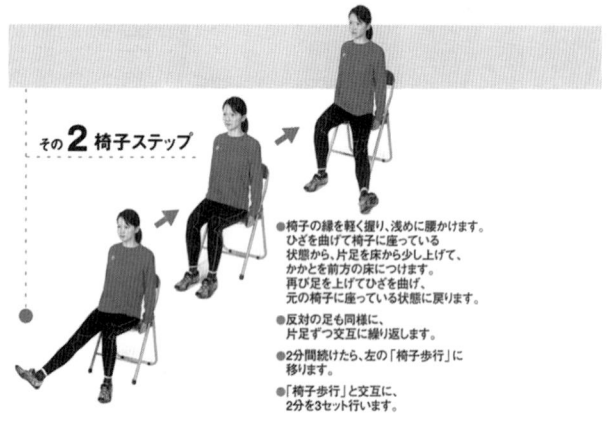

その2 椅子ステップ

- 椅子の縁を軽く握り、浅めに腰かけます。
- ひざを曲げて椅子に座っている状態から、片足を床から少し上げて、かかとを前方の床につけます。再び足を上げてひざを曲げ、元の椅子に座っている状態に戻ります。
- 反対の足も同様に、片足ずつ交互に繰り返します。
- 2分間続けたら、左の「椅子歩行」に移ります。
- 「椅子歩行」と交互に、2分を3セット行います。

図 3-14 B 座ってできる COPD 体操[20]

角筋を持続的に**図 3-17** のように筋肉をストレッチする。高齢者では頸椎に変形をきたしていることもあるので，ストレッチのときは頸部を強く動かすことは避け，肩甲帯を下方に引き下げるようにストレッチする．必要に応じ肩甲帯を上方に引き上げたり，前方に突出させるようにストレッチを行う．ストレッチは痛みを与えない適度の強さで，できれば呼気に併せるよう

3 ストレッチ

体操の最後にストレッチをしましょう。
息を整えるための整理体操ですが、胸の筋肉を伸ばして
肺に空気を入れやすくする効果もあります。

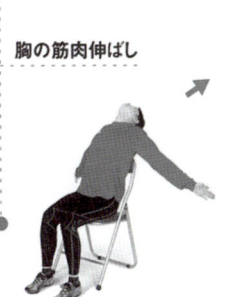

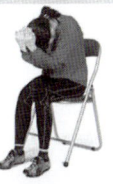

胸の筋肉伸ばし

- 椅子に座ったまま、頭を後ろにそらし、両手を後ろに引いて、胸を十分に広げながら、鼻から息を吸います。
- 息を吸いきったら、両ひじを曲げて胸の前にもっていきます。左右のひじとひじ、手の小指と小指を合わせるようにして、頭を前に曲げ、息を吐きながら背中を丸めます。
- これを5回繰り返します。

図 3-14 C　座ってできる COPD 体操[20]

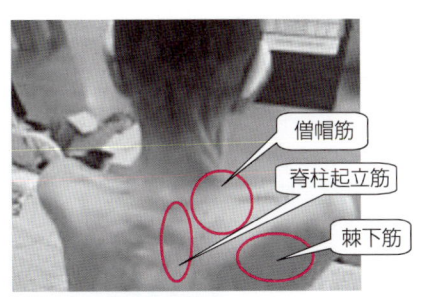

僧帽筋
脊柱起立筋
棘下筋

図 3-15　マッサージ

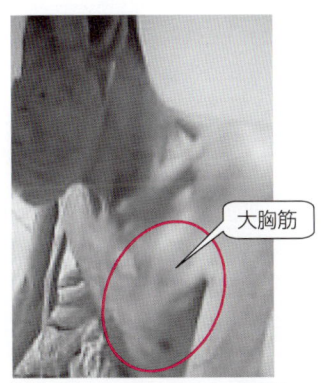

大胸筋

図 3-16　マッサージ（大胸筋）

1-コンディショニング

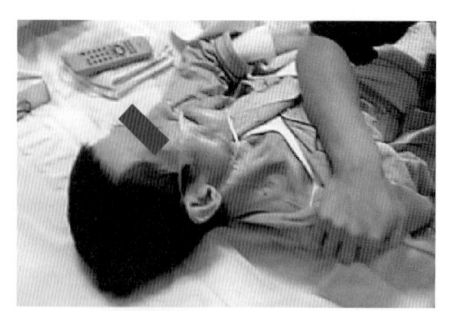

図 3-17　呼吸補助筋のストレッチ

に10秒間ぐらいの時間をかけゆっくりと伸ばす[7]．可動時に抵抗がある場合は一度の呼気で伸ばしきろうとせずに，呼気時に少し伸ばし吸気時にはその場で固定し，次の呼気時に伸ばしてゆくように数回の呼気に分けて行うと良い．

(7)脊椎関節の可動性を出すためのストレッチ

拘束性の換気障害を予防，改善するために，脊椎や胸郭の可動性を確保しておくことは重要である．拘束性の換気障害は前記したとおり肺活量が低下する．そのため，活動量を増し多くの換気量が必要になると頻呼吸となり呼吸苦が起こる．また，呼気量の低下により排痰困難となりやすい．伊藤はパーキンソン症候群の治療で「頸部，上部体幹の可動域制限は胸郭の運動を制限し呼吸機能を低下させ，口腔機能にも大きな影響を与える．」と述べている[8]．口腔機能に問題があると嚥下機能にも影響を与え，誤嚥の予防などの観点からも可動性の確保は重要である．これらのため，脊椎や肋骨の可動域改善練習は重要である．

①上部脊椎

上肢を挙上させる関節可動域練習は上肢機能の可動域維持のために行われる練習であるが，関節可動域の維持以外にもいくつかの目的がある．一つは大胸筋や，広背筋のストレッチがある．大胸筋は，主に鎖骨と胸骨膜から上腕骨大結節に付着し，広背筋椎骨部は第7〜12胸椎の棘突起から上腕骨小結節に付着しているため上肢の挙上，外旋によりストレッチされる．

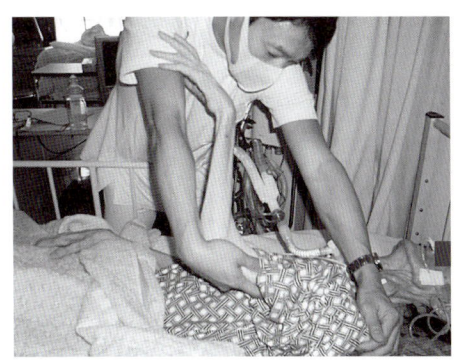

図 3-18 上肢の挙上練習

　もう一つの目的は上位肋骨（第 2～5 肋骨）の可動性改善を図ることである．上肢を挙上外旋位に保持し吸気時に下の肋骨に抵抗を加え，呼気時に上の肋骨に抵抗を加える．胸郭の下に枕を入れるとさらに効果が高まる[9]．

　注意しなければならないのは，肩甲骨の可動性を引き出してから行わないと肩鎖関節を痛めることがあることと，ステロイド長期投与などで起こる重篤な骨粗鬆症がある場合は，上腕骨などの長骨が簡単に骨折してしまうため，把持する場所に注意することである．前記したように肩甲帯周囲をストレッチし肩甲帯を上下左右に稼動させた後，片手は肩甲帯を把持し，もう一方の手で肘の方から上腕骨骨幹部を包み込むように把持し，ゆっくりと屈曲外旋方向に動かすように行うと良い（**図 3-18**）．

②脊椎全般

　体幹の回旋動作は，脊椎関節の可動性を出すとともに広範囲な体幹筋のストレッチになる（**図 3-19**）．これは拘束性換気障害の改善練習としても重要であり，前記した体操でも行われる重要な運動である．しかし，脊椎関節の可動性改善練習以外にも重要な目的がある．体幹を回旋させながら側屈を加えることで腰方形筋部がストレッチされる．またはその姿勢のまま腰方形筋部を直接マッサージしても効果的である．腰方形筋は横隔膜で重要な働きをしている腰椎部と筋連結をもっているため，呼

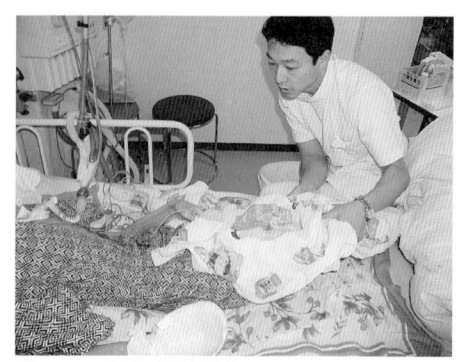

図 3-19 体幹の回施動作

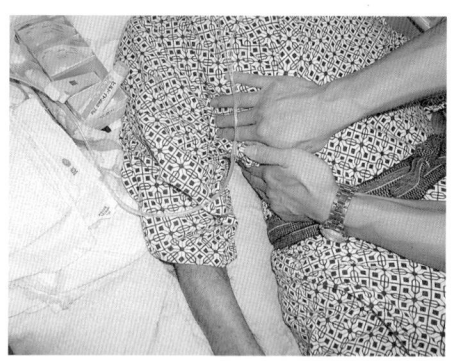

図 3-20 肋骨の捻転

吸苦がある場合に過緊張していることが多い．前記のストレッチと同様呼気に合わせ，ゆっくりと伸張させる．

③肋骨の捻転

対象者を仰向けで臥床させ，可動させようとしている肋骨と反対側に術者は位置する．対象者の頭側にあてる術者の手指が第10肋骨と11肋骨の間に，対象者の尾側にあてる術者の手指が第11肋骨と12肋骨の肋骨間に，肋骨の走向に注意しながら平行にあてがう．対象者の頭側にあてた術者の手指は10肋骨を固定し，尾側にあてた術者の手指を肋骨の可動方向に動かし12肋骨を可動させる（**図3-20**）．動かし終えたら，同様に11肋骨

を可動させるようにと順に肋骨1本ずつ胸の方に上がってゆく．上位肋骨(第2～5肋骨)になると可動させにくくなるので，困難であれば上位肋骨部は次項に述べる肋間筋のストレッチに手技を切り替えても良い．片側が終了すると反対側を行う．

　うまく可動させるにはいくつかの注意点がある．肋骨に術者の手指をあてがう場所は胸の方では無く，背面に近い方が動かしやすい．肋骨は肋骨頭と脊椎が交わる肋椎関節を可動させるため，脊椎に近い部分を動かした方が遠い部分を動かすより力が伝達されやすいためと考える．また，腕の力で行うのではなく，可動させようとしている肋骨と反対側に術者は位置し，術者の身体を可動させようとする肋骨の長軸方向に重心移動させながら可動させると対象者の違和感は少ない．よく見かける失敗として，肋骨の走行に術者の手指を合わせずに皮膚を動かしてしまっている場合がみられる．肋骨の走行や可動方向をよく理解し行うように心がける必要がある．これにより肋骨の可動性は向上し肋間筋は伸張される．体幹の筋緊張の調整にも有効な場合がある．

④肋間筋のストレッチ

　肋間筋を伸ばしておくことは呼吸筋疲労を軽減し呼吸動作を楽にするだけではなく，前記したように呼吸困難感の改善に直接影響を与えるため重要である．両手の指先を片側の肋骨にあてがい，呼気に合わせ下方へ押し下げ肋間筋を引き伸ばす．下から肋骨を1つずつ伸ばして次の肋骨に移動して行く（**図3-21**）．片側が終了したらもう一方に移り両側に行う．可動範囲は個別性があり一概には言えない．痛みを与えてしまうと筋緊張が亢進し可動範囲は低下するので痛みを与えない程度に注意して行う．可動性向上練習は，全般的に介入初期に比べ介入回数が増えてくると可動範囲は徐々に広がるので，数回かけて改善させることを目標にすると良い．

⑤Post lifts

　仰臥位が中心で後肺底部に痰などが貯留していることが予想される場合，背部を吸気時に持ち上げることにより背部の換気を促通する方法である．

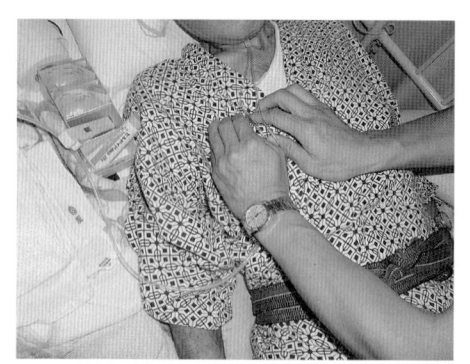

図 3-21 肋間筋のストレッチ

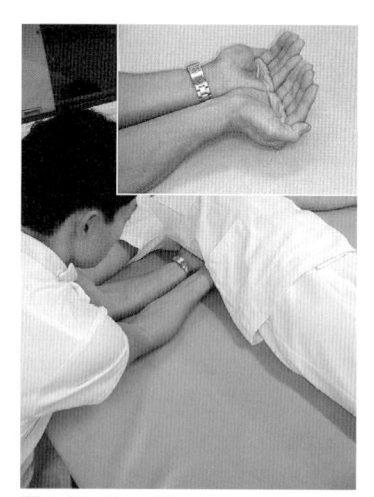

図 3-22 Post lifts

両手の MP 関節を 90 度程度屈曲させ,吸気に合わせ術者の肘を下げることにより,てこの原理で背部が持ち上がり体幹が伸展する(**図 3-22**).ベッドなどの状況で左右どちらか片方の介入でも良いが,左右から介入可能であれば各数回,少しずつ伸展させる部位を変えて行うと良い.体幹が伸展することで可動性を引き出し,胸郭も伸張されるため,長期臥床患者には「気

3:訪問時の治療

持ち良い」と言われることもある．

2—運動療法

(1) 筋力強化

呼吸筋の筋力強化も大切であるが，下肢の筋力強化は呼吸状態の改善に有効(エビデンスA)であると言われている[10]．また，慢性呼吸不全では骨格筋萎縮により筋肉内で過剰に生産された乳酸が血液中に放出されることによってアシドーシスが起こり，換気需要が高まるという問題も起こる．筋力の低下や易疲労感のみではなく，換気の亢進によって呼吸困難感の増悪ももたらすのである[11]．

筋力がつくことで動作遂行能力が向上し疲れにくくなること以外に，O_2 kinetics(運動開始にみられる酸素摂取量の応答性特性)の影響で筋組織の酸化酵素活性，毛細血管分布やミトコンドリアが増加し，筋組織での酸素利用能力や，酸素運搬能力が改善するためである[9]．

活動範囲が極端に狭小している場合はまず日常行うべきことを指導すべきではあるが，生活動作では活動量が少ない場合には積極的に行うべきである．前記したように体力をつける意味以上に積極的な効果が期待できるからである．

筋力強化にも日常生活動作にも役立つ動作指導は，立ち座り動作である．「呼吸と動作の同調」の項でも説明するが，最も力を必要とする立ち上がる瞬間に呼気するように指導する．しかし負担も強いため，10回程度行うと酸素飽和度の低下が著しく起こる場合があるので注意が必要である．

下肢筋力強化を比較的指導しやすい動作は，座位で呼気に合わせ膝を伸展する動作である(図3-23)．この動作は行い方によって強度の調節が可能である．筋力低下が著しい場合には膝を完全伸展しない程度に行わせると負担は少ない．この程度の運動では負担が軽すぎると感じる場合は，伸展時に完全伸展させ大腿四頭筋の筋収縮を意識させるとよい．さらに強度を増したいときは，伸展時に足関節を背屈させると大腿四頭筋の負担は増す．この方法で強度調整してゆけば足部に重りをつける必要

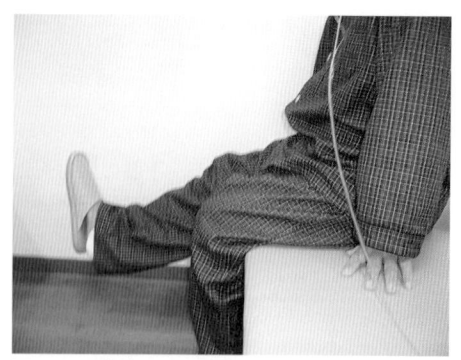

図 3-23 座位での下肢筋力強化

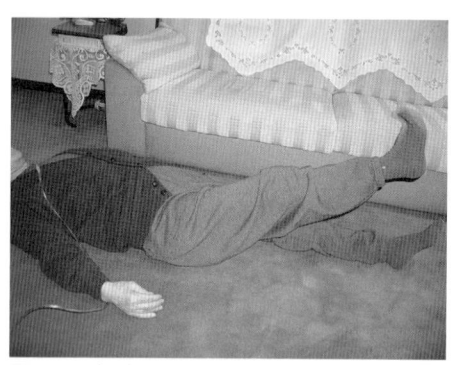

図 3-24 仰臥位での下肢筋力強化

はない．

　筋力強化動作を行うことにより酸素飽和度が低下してしまう場合は，仰臥位で膝を伸展したまま持ち上げる方法（図 3-24）がある．しかし，仰臥位になること自体が呼吸苦を伴う場合もあるので，呼吸苦がある場合は無理に行わない方がよい．

　下肢による全身持久力トレーニングに上肢の筋力トレーニングを加えると，上肢を挙上させたときの酸素消費量が低下し，日常生活動作に伴う呼吸困難感は減少する（エビデンス B）[11]といわれている．調理動作や着衣のような上肢の作業能力低下が

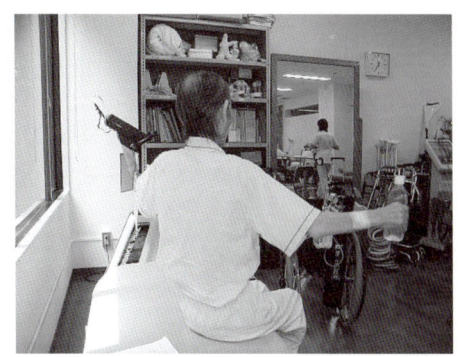

図 3-25　上肢の筋力強化

主訴の場合も上肢筋力強化は問題となる．

　両上肢に 500 ml のペットボトル程度の軽い重りを持ち，呼気に合わせて持ち上げる運動を指導する（図 3-25）．

　いずれも重要となるのは力を入れるときに口すぼめ呼吸で呼気を行うことである．しかし高齢者や障害者，慢性呼吸不全患者の場合，吸気時に力を入れやすく呼気時に力を入れるのが難しいことがある．最初の数回は可能だが時間が経過してくると吸気時に力を入れてしまうことをよく見かける．慢性的な低酸素血症や高炭酸ガス血症により記銘力，注意力が低下し，なかなか覚えられず数回繰り返し指導する必要がある．それでも難しい場合は，自分で号令をかけ声を出しながら動作させるように指導すると上手くゆく．次項に記載する「呼吸と動作の同調」等の日常生活動作に呼吸を合わせることはさらに難しく，筋力強化などの単純動作から指導してゆくことが好ましい．

(2) 動作方法（呼吸と動作の同調）

　労作性呼吸苦を軽減させる最も即効性の高い指導のため，非常に重要である．呼吸と動作の同調とは，口すぼめ呼吸で呼気時に動作し吸気時は動作しないことを基本とする．歩行などの連続動作は呼気時に踏み込み等の努力性の動作を行い，吸気時には動作を止めない程度の軽い動作を継続する．患者の状態にもよるが，最初は「呼気 1 歩：吸気 1 歩」から始め，リズミカ

ルに継続できるようになるに従い，「呼気4歩：吸気2歩」と延ばしてゆく．

このような動作が必要な理由は，

①閉塞性換気障害の場合，動作中の呼気時に気道閉塞してしまい呼吸が浅く早くなり，呼吸筋疲労を起こしやすくなることを防ぐこと[9]．

②呼気により腹部周囲筋の緊張により腹腔内圧を高めて横隔膜を押し上げ呼気量を増加させる[12]．

などがあげられる．

指導方法は利用者に実感させるため，日常生活動作の評価を前記のようにパルスオキシメーターを装着したまま行い，現在の数値とボルグスケールなど息切れ感を確認する．また，そのときの呼吸と動作を確認しておく．

慢性呼吸不全患者の動作時の特徴は吸気時に力を入れやすい．さらに努力が必要な動作は胸を膨らまし息をこらえて動作を行う．そのため酸素飽和度は低下し呼吸苦を訴える．これらを本人に説明し確認させる．その後，呼気時に動作するように指導する．とくに立ち座り動作は背筋を緊張させ前傾せずに真上に勢いをつけて立ち上がる傾向がある（図3-26 A）ので，呼気時に力を込め立ち上がるように指導する必要がある．指導直後には呼気時動作が可能であっても徐々に吸気時に立ち上がり始めるので，間違いを指摘し再度指導し修正する．呼気時に動作することが可能となってきたら再度日常生活の評価を行い，パルスオキシメーターの数値と動作，息切れ感を確認させると数値，息切れ感ともに改善されていることが多い．「こういうふうに動くと楽なんだ」と患者自身が感じるとその後の指導は導入しやすくなり，本人も注意する．この指導が動作中の息こらえを防ぎ効率の良い動作指導となる．

(3)日常生活動作指導

上記したように慢性呼吸不全患者は吸気時に動作していたり，息こらえをしてしまい肺の過膨張(図2-13を参照)を招く．これは呼吸苦を起こす原因の一つとなる．気胸を併発する場合もある．このようなことを防ぐために呼吸と動作の同調が重要

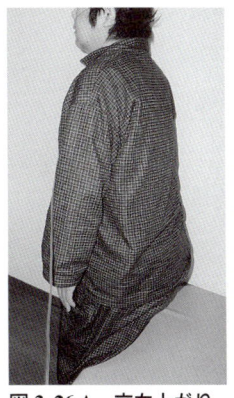

図 3-26 A　立ち上がり指導前

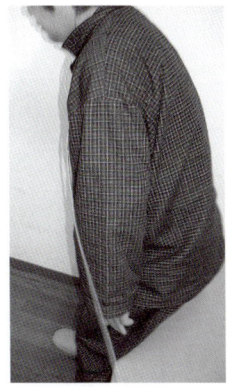

図 3-26 B　立ち上がり指導後

になる．力を使う動作は，力を入れるときに口すぼめ呼吸の呼気をしながら行うように練習する．

両上肢を挙上する場合も苦しくなりやすく，挙上時や力を入れるときに呼気するよう行う．

寝返りや起きあがりも腹筋を効率よく活用し，ゆっくりできるような指導が必要である．腹筋の動作への活用は腰痛予防などの他に呼気を助け，排痰を容易にするなどに有効である．

立ち上がり動作では，吸気時に背筋を緊張させ肋骨が挙上し吸気位になるのを利用し真上に立ち上がる傾向がみられる．これでは「呼吸と動作の同調」の効果が得られないことや肋骨が吸気位で緊張するため，呼気しにくくなるなどの問題が起こる．筋力低下などの運動障害がある場合は前傾し重心を臀部から足部に移動させて行うようにする（図 3-26 B）．この方法は呼気で動作可能なため「呼吸と動作の同調」は可能であるが，前傾位になることで腹部が圧迫され十分な換気量を確保できない．腹部の強い圧迫を避ける方法は，息を吐きながら膝を前に出すようにするのと同時に体幹を前傾させ行うように指導する．膝を前に出すようにすることで強い前傾を防ぎ腹部の圧迫を少なくし，重心点を前方に移して立ち上がるのでバランスを崩しにく

2-運動療法

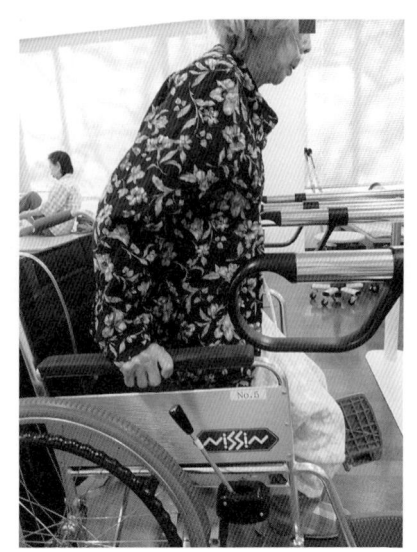

図 3-26 C　肘掛けを利用した立ち上がり

い．しかし，筋力が極端に低下している場合は困難なため肘掛けやテーブルなどにつかまり立ち上がるように指導する（図3-26 C）．

歩行の指導はまず呼吸パターンを確認し呼吸に歩調を合わせるようにすると良い．ゆっくりすぎると感じるくらいから始めた方が呼吸困難感や酸素飽和度の低下が少ない．動作方法の項で記載したが，徐々に吸気時に行う歩数に比べ呼気時には倍の歩数が可能なようにしてゆく．

階段昇降は呼気時にのみ1段ずつ登り，吸気時には静止する2足1段動作を指導する．酸素飽和度の低下をきたしたり呼吸困難感が減少し上手になってきたら吸気時にも登れるように1足1段動作に移行して行く．この指導により駅などの交通手段の利用が可能になった症例や，歩道橋が登れるようになった症例を経験した．

入浴動作は，脱衣，洗体，洗髪，入水，着衣と連続動作となりやすい．各動作の間に休憩を入れるように指導する．洗体時

には両上肢の活動性が高まり呼吸苦が起きやすい．とくに洗髪時には身体を屈め，両上肢挙上のため呼吸補助筋が使いづらくなることで，低酸素状態や呼吸苦が起きやすい代表的な動作である．呼吸と動作を同調させ，4章「2 入浴・浴室」に記載した対応方法を参考に指導する．

このような動作時に評価を含め，酸素飽和度を測ることは非常に有効である．どの場面で，どの程度下がると呼吸苦を感じるかなど自覚させることが重要である．

3―気道クリアランス

排痰法を選択する場合，いくつかの点を考慮する必要がある．たとえば，自己管理ができるように指導するのか，ある程度の自己管理は可能だが専門家の介入も必要なのか，自己管理は全く困難なのかによって異なる．また，痰の量，疾患などにも影響され，選択は異なってくる．

(1)体位排痰法

聴診などにより痰の貯留がある部位を気管支の走行と重力方向を一致させる体位をとり，重力を利用して排痰を補助することをいう．低体力の方や在宅では頭低位をとらせることはあまりなく，図3-27のような修正した排痰姿位をとる[13]．実施時間は3～15分程度でバイタルサインや疲労度，痰の量によって調整されるが，利用者にわかりやすく説明する場合は，左側臥位，右側臥位，仰臥位を深呼吸しながら各5分間保持するように指導する．

床擦れ防止の体位変換とは異なるため仰臥位から30度傾けた程度では効果は少ない．5分程度の短い時間でも良いので60度程度の側臥位になることを勧める．

しかし，痰の貯留が非常に多い場合や長期臥床者で側臥位になることに対し恐怖心を抱く利用者には無理に行わない．

痰の貯留が非常に多い場合は体位排痰法により痰が気管支に集まることで気管支閉塞を起こす危険がある．そのため吸引等の処置が必要であるために，常に監視下におく必要がある．

恐怖心に対しては，長期臥床者は主に皮膚に接触している背

仰臥位
（肺尖区，前上葉区，前肺底区）

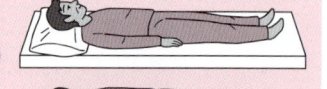

腹臥位
（上，下葉区）

側臥位
（外側肺底区）

前方へ45°傾けた側臥位
（後上葉区）

後方へ45°傾けた側臥位
（中葉，舌区）

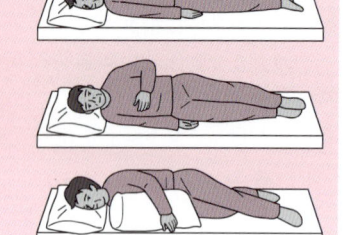

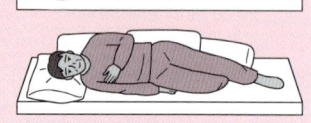

図 3-27　側臥位と腹臥位を組み合わせた体位排痰法[13]

部と手足で触れる触覚情報と視知覚が主な感覚情報となるため，ベッドの端から先は触ることができず，視野はベッドの端までとなり床までの高さなどは見えないため情報が入らず，絶壁と同様に認知されやすい．側臥位になると，絶壁に落とされるような感覚になりやすい．さらに，側臥位になることは安定していた背部からの感覚情報が変容するため不安定となる．これらのことから恐怖心がつのりやすく，反応として過緊張となる．過緊張を招くと十分な呼気を引き出すことができずにsqueezingや深呼吸の効果は半減する．側臥位に対して恐怖心が強い場合は，タオルなどをベッド柵に掛けたり，介助者の体をベッドに接触させてベッドの端から床までの視界を遮断すると多少恐怖心が和らぐこともある（**図 3-28**）．それでも緩和しない場合は無理に側臥位を行わず，過緊張しない程度の側臥位とし完全な側臥位は後日の目標にする．

(2) percussion

　タッピングと呼ばれることが多く広く知られている手技である．手の平でおわんをつくる（**図 3-29**）ようにし手の中に空気

3：訪問時の治療

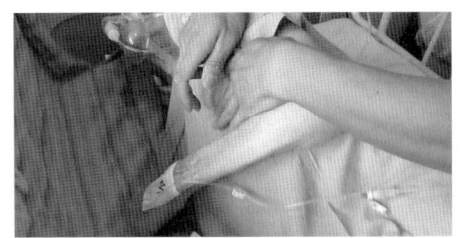

図 3-28　ベッド柵にタオルをかけた側臥位

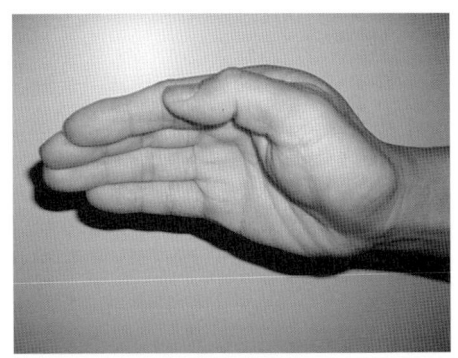

図 3-29　percussion 時の手の形

のクッションをつくり，痰がある胸部を両手で呼気時にリズミカルに軽く叩く．空気のクッションをつくることで振動が肺に伝わり，その振動刺激で気管支に張り付いた痰を引き剝がし移動させる手技である．そのため，痛みを与えるほど強く叩いてしまうと，侵害刺激として患者が受け止め筋緊張を亢進させ胸郭を固くしてしまうため振動刺激を肺に効果的に伝達できなくなってしまう．また，胸郭を固めるため可動性が低下し，換気量が低下してしまう危険もあるので，軽く痛みの無い程度に施行することが重要である．主に体位排痰法と併用し，深呼吸し胸部が空気により拡張しているとき行うと効果的である．

リズミカルに叩くには熟練が必要であるが，本人や家族への指導も簡便である．リズミカルに叩くのが困難であれば，片手で呼気に合わせて数回ずつ叩くのみでも良い．

(3) squeezing・呼吸介助法
①基本手技

呼吸介助法は呼気に合わせて胸郭を生理学的な運動方向に合わせて介助する手技で，squeezing は排痰の目的で体位排痰法を併用しながら行う手技であるが[14]，手技としては同様の注意点を要する．本項目は気道クリアランスのため，総称として squeezing として記載する．

squeezing は呼気流速を利用して排痰を図る手技で，呼気に合わせ痰が存在すると予想される胸郭を押し呼気流速を高めることで，痰を中枢気管支方向へ移動させる．また，吸気に合わせ圧迫していた徒手を離すために胸郭が広がり，肺が陰圧となり虚脱した肺胞への air entry を改善させる手技である．気管支に痰などの分泌物があり，気道が閉塞している場合，圧迫を解除することで胸郭が広がり吸気圧力が高まる．強い圧力を加えることで気道が開通し末梢にある肺胞を膨らませる．それにより開通後は今まで膨らまなかった肺胞からの呼気量が増し呼気流速も高まり，痰を中枢気道に移動させることが可能である．侵害刺激も少なく呼吸仕事量も減少させる．過緊張している場合は筋緊張も軽減する非常に有効な方法である．圧迫の方向や圧迫の力は実習が必要であり，患者の呼吸に合わせること，負担をかけないように注意することが大切である．循環動態が不安定な患者や気胸がある場合には注意が必要である[14]．

- 上葉の squeezing：患者の姿勢は痰の存在する部分が上葉なら仰臥位で，術者は患者の頭の方向に位置し上葉部を肋骨の可動方向に押す（**図3-30**）．上葉は第4肋骨より上方に位置するが，肋骨の数を数えるよりわかりやすい方法は，患者の鎖骨の下に平行に手を当てるとおおよそ上葉の位置となる．その部位に両手を重ね，指を広げ手の平全体へ均等に力が入るようにして患者の呼気に合わせ圧迫を加える．圧迫は呼気の初めには患者自身の呼気に合わせついてゆくようにあまり圧を与えないが，徐々に息を吐くのを補助するように圧迫を強くし，絞るように圧迫する．

気管付近に痰がある場合は咳やハフィングに合わせて呼気

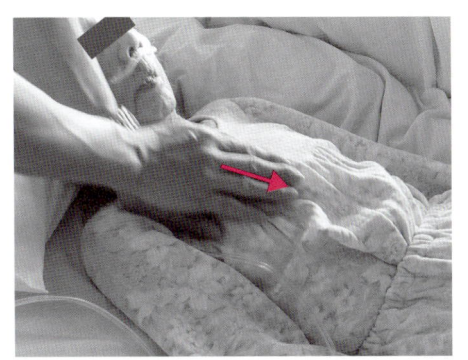

図 3-30 上葉の squeezing

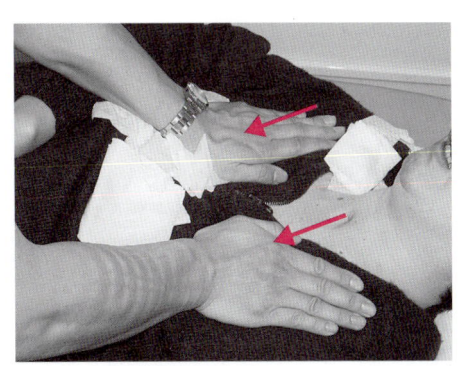

図 3-31 両上葉の squeezing

の初めに流速が高まるように squeezing を行う（**図 3-31**）．

　ハフィングとは咽喉の奥を閉じないようにして強く「ハッ，ハッ」と息を吐くことである．咳の場合は繰り返すと気管支が炎症を起こしてしまうが，ハフィングでは炎症を起こす可能性が低く効果的な排痰が可能である．

- 中葉の squeezing：右なら中葉，左なら舌区であるが痰が存在する側が上の側臥位にし，背中に枕などを当てわずかに仰臥位にする．術者は患者の胸に当てる方の手は第 4〜6 肋骨のあたりに当て，背部に当てる手は肩甲骨下角周囲に当てて，患

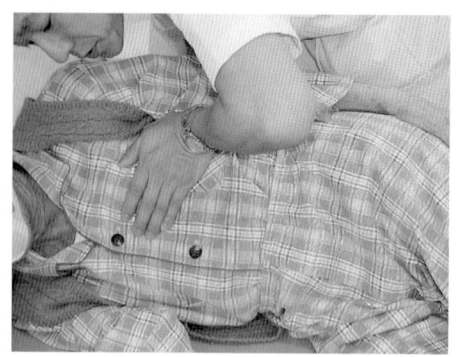

図 3-32 中葉の squeezing

者の中葉を前後から挟み込むようにして押す（図 3-32）。力を入れるタイミングは上葉のときと同様だが、挟むように力を入れるときに術者の体が患者に近づき術者の胸の前で両肘を横に張り出し絞るように圧迫する。イメージとしてはシンバルを叩くサルの人形のように胸の前で挟む。

・下葉の squeezing：痰の存在する部分が下葉ならうつ伏せに近い半側臥位にさせる。術者は患者の下肢のあたりに位置し、手は両手の母指を合わせ第 8 肋骨より上に当て、呼気に合わせて患者の下部肋骨を術者の方に引き下げる。術者は肘を伸ばし手を当てている場所より前方へ重心を移動させて押す。手の力で押すのではなく重心の移動により押してゆく方が患者は心地よい。イメージとしては患者の下部肋骨を骨盤の下に入れ込むように押すとよい（図 3-33）。

②圧迫の程度

squeezing を行うときの力の入れ方を聞かれることが多い。「骨折してしまうのではないか？」と不安で施行できないとの意見も聞く。臨床で患者の反応を観察していると解決策がみえてくる。たとえば、気管切開者に吸引せずに squeezing のみで排痰させるときに、気管切開部から痰が出てくるのは呼気の終末時が多い。呼気終末まで呼気流量を低下させないよう維持することが大切なことがよくわかる。呼気流量は呼気初期には自力の

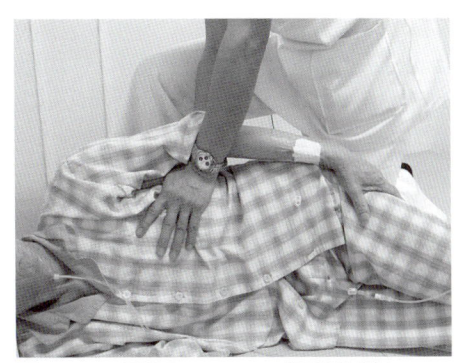

図 3-33 A　下葉の squeezing（開始肢位）

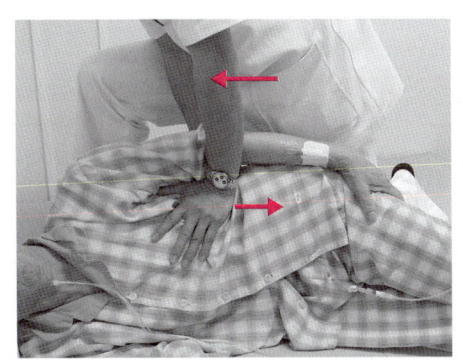

図 3-33 B　下葉の squeezing（圧迫時）

みでも強いが，呼気終末に近づくに従い流量が低下し痰の移送力が低下する．徐々に術者が圧迫を強めることで呼気量の維持を補助してゆく．つまり，初めはごく弱い力で圧迫するが徐々に圧を強める．そのとき胸郭の柔軟性があれば圧を加えると深く沈み込み呼気流量が増す．柔軟性がなければ圧を加えてもあまり胸郭が沈み込まないので効果は少なく，強い圧を加える必要はないことがわかる．

③squeezing の応用

・vibration：squeezing を行いながら加える手技で，振動を加え排痰を促す主義である．振動の程度は気管支の線毛が活動す

るのが11〜18ヘルツなので10ヘルツ程度の振動を加える．1秒間に10回の振動を加えるのは熟練しないと困難である．しかも，正常でも気管支では1分間に13.5 mしか進まないので，数分間は行わなければならない．その場合2つの方法がある．

1つの方法は線毛が活動する振動数とはずれてしまうが，できる範囲のゆっくりした振動に切り替え行うこと．その場合，呼気が振動を加えるたびに切れ「フ，フ，フ，フ」となるように気をつける．この方法でも十分効果は期待できる．

もう1つの方法は呼吸訓練機のPEPの項目に記載したflutterやacapellaを併用することである．座位で上葉，もしくは両下葉をsqueezingを行う．acapellaは体位排痰法を行いながらsqueezingを行うことが可能である．写真は左の上葉に痰の存在が聴診により確認され，臥位や座位でsqueezingとacapellaを併用し行っているところである（図3-34 A）．前記したように臥位で行うことも可能である（図3-34 B）．器具により約10ヘルツ程度の振動を加えてくれるため，線毛の活動が阻害される疾患の場合などは非常に有効となる．

- springing：虚脱した肺胞へair entryを強調した手技である．そのため，聴診で換気低下が疑われる部位や複雑音が聞かれる部位，無気肺などに対して行うと効果的である．squeezingの効果で前記したが，気管支に痰がつまっているため気道が閉塞している場合，気道を開通させるほどの強い圧力を加えなければならない場合にも重要な手技である．squeezingの呼気終末時に急に圧迫を解除し強い吸気を促す．熱い物に触ってしまったときのように，一気に患者の胸郭から手を離すようにする（図3-35 A, B）．

この手技はnebulizerと同時に行うと有効である．分泌物が詰まり問題肺野にエアゾール粒子がなかなか届かないようなときにspringingを併用し，問題肺野にエアゾール粒子が行き渡りやすくする．また，健側肺を圧迫し続け換気を阻害し，問題肺野周囲の換気を高める方法とも併用するとさらに効果的である（図3-36）．

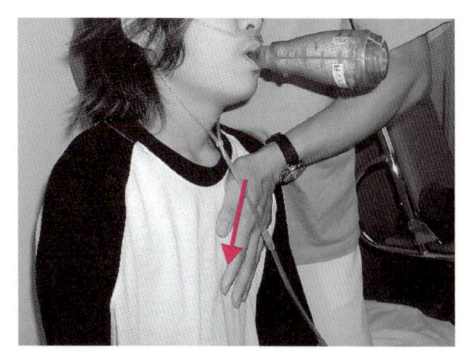

図 3-34 A 座位で acapella と squeezing の併用

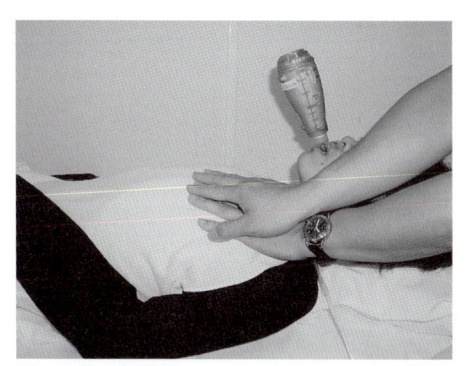

図 3-34 B 臥位で acapella と squeezing の併用

　排痰以外の応用では，労作性呼吸困難が生じたとき動作を中止し，呼吸介助法を行うと早期に呼吸状態が改善する．これは，呼気を介助することにより呼吸仕事量が減少したことと呼気量が増したため過膨張の予防ができたこと，換気量が維持できることなどにより起こる．手技としては患者に座位もしくは立位をとらせて，術者は患者の後方から両下葉を呼気に合わせて呼吸介助する．患者の下葉の機能が低下している場合には患者は座位にし，術者は後方に立ち大腿部を患者の背部に当て背部を固定し，両上肢で両上葉を呼吸介助する．もしくは術者の片手で背部を支えもう片手で片側上葉を呼吸介助する．通常，労作

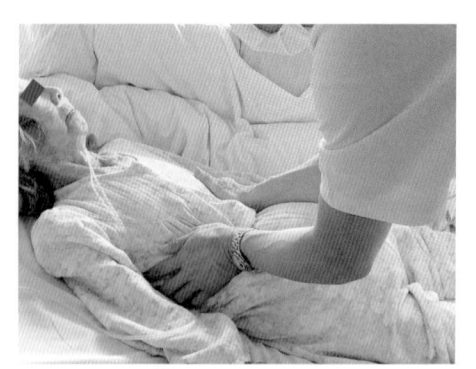

図 3-35 A　圧迫時

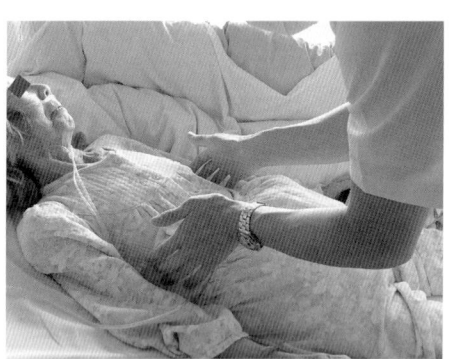

図 3-35 B　解放時

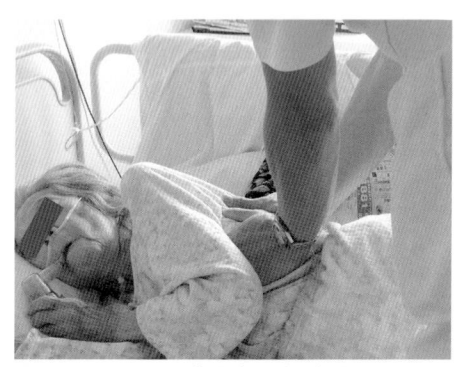

図 3-36　nebulizer 使用時の呼吸介助

性呼吸苦の起こりやすい動作に対しての評価や動作法指導は，患者が行いたがらないため困難なことがあるが，この手技により呼吸苦が比較的早期に改善することを経験した患者は，評価や動作指導を行うことに対しての抵抗が少なく，治療計画を円滑に進めることができる．

(4) 吸引手技

法的には医療行為であるため医師，看護師が行う行為であるが，在宅では医師，家族が認めた場合はその他の者でも行えるようになった．

気管内にある分泌物を取り除く大切な処置であるが，激しくチューブを出し入れすることにより気管支を傷つけ，線毛をはがし分泌物を口元に移送する力が低下したり，炎症を起こし分泌物の量が増すことがあるなど，逆効果となってしまう場合があるので注意が必要である．

一般的に吸引チューブは第2分岐部分までしか入らないため乳頭腺，もしくは第4肋骨部分より上方に分泌物を確認しないと効果が少ない．聴診で水泡音もしくは触診で分泌物を確認してから行うべきである．

●文献

1) クリス，ハラ・エドワード，モーガン（芳賀敏彦・他訳）：自分で出来る呼吸リハビリテーション—慢性呼吸障害のある人のいきいき生活マニュアル—，小学館，1994．
2) 柏木正好：環境適応—中枢神経系障害への治療的アプローチ—．青海社，2004．
3) 本間生夫：呼吸困難のメカニズムとその対策「第11回神奈川在宅呼吸管理研究会特別講演」
4) 本間生夫 監修：息苦しさをやわらげる呼吸筋のストレッチ体操．公害健康補償予防協会，1994．
5) 芳賀敏彦総監修：みてわかる呼吸リハビリテーション③．帝人ファーマシー株式会社．
6) 高橋仁美，菅原慶勇・他：運動療法—在宅での継続を目指して—．呼吸ケア・リハビリテーション学会誌，17(2)：126-131，2007．
7) 鈴木重行編：IDストレッチング．三輪書店，1999，pp21．34-44．108．
8) 伊藤清明：パーキンソン症候群へのアプローチ．ボバースジャーナル，22：pp39-42．
9) 宮川哲夫編：理学療法 Mook4 呼吸理学療法，三輪書店，1999．
10) AACPR（日本呼吸管理学会・監訳）：呼吸リハビリテーション・プログラムのガイドライン 第2版，ライフサイエンス出版，1999．

11) 日本呼吸ケア・リハビリテーション学会呼吸リハビリテーション委員会・他編：呼吸リハビリテーションマニュアル―運動療法―．照林社，2007．
12) 千住秀明：呼吸リハビリテーション入門―理学療法士の立場から―．神陵文庫，1997．
13) 江藤文夫・他編：Clinical Rehabilitatiom 別冊　呼吸・循環障害のリハビリテーション．医歯薬出版．東京．2008．
14) 千住秀明・他監修：呼吸理学療法標準手技．医学書院，2008．
15) 宮川哲夫：スクイージングをマスターしよう．看護技術 45(8)：822-831，1999．
16) http://www.smiths.medical.jp/
17) http://www.chest-mi.co.jp/
18) http://www.fuji-respironice.com/
19) http://www.kayaku.co.jp/
20) http://www.teijinn.co.jp/

Memo

日常生活動作，住宅改修のアドバイス

　呼吸状態を改善し活動範囲の拡大を図る方法は，身体機能の向上は当然であるが，呼吸状態の悪化を起こさないように生活環境を改善することも重要である．訪問リハビリテーションでは，入院や外来で行う呼吸リハビリテーションでは行えない実際に生活している場面での具体的な生活指導が可能である．労作性呼吸困難を防ぐ指導や呼吸器疾患の症状に合わせた福祉用具や住宅改修指導を行うことは重要である．

　しかし，四肢の運動機能自体は保たれているため諸動作は可能であり[1]，住宅改修が必ずしも必要とは感じていないことも多い．そのため，無理をして低酸素や呼吸困難を招くことがある．そのような状態を回避させるため，実際場面で酸素飽和度の確認や呼吸困難感の変化を客観的に評価し必要性を自覚させる．

　呼吸器疾患の病態特異性から，呼吸困難の起きやすい動作は限定されている．主な指導のポイントは，「腹部の圧迫を避ける．」「上肢を安定させ呼吸筋および呼吸補助筋を活動しやすくする．」「動作開始時より動作中や動作後半の活動が楽になるように工夫する．」などがあげられる．

1. 排泄・トイレ

　一般的には歩行時の転倒防止のために，便器までの手すりをつける．しかし，呼吸器疾患患者の場合，運動機能は保たれているため[1]，自室から便座までの伝い歩き用の手すりは必要ない場合も多い．便座からの立ち上がりは一般的に前傾することで重心を移動しやすくなり安定した立ち上がりが可能となるため，手すりは前傾しやすい位置につけるが，呼吸器疾患患者の場合，腹部の圧迫を避けるため前かがみにならなくても立ち上がれるように少し近い位置に縦手すりやL字型手すりを付ける

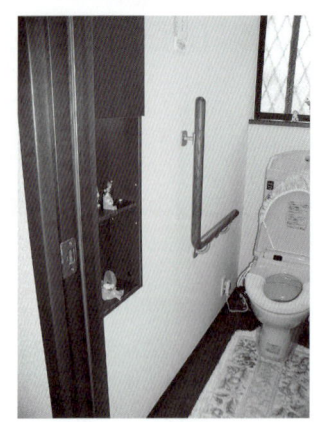

図 4-1 トイレの手すり

（図 4-1）．

　排便は苦しくなる代表的な動作であり，排便後の動作が楽になるように工夫する必要がある．臀部の清拭時に屈むことを避けるよう，シャワートイレに変更したり，便座を高くし，立ち上がり時の負担を軽減することも重要である．

　排便中腰掛けているため本人は休憩していると思い，排便後すぐに立ち上がりズボンをはこうとするが，2分以上休憩してからズボンをはき，また休憩してから自室に戻るようにした方が呼吸苦は起きにくい．休憩時間は個人差があるが，歩行後何分程度で酸素飽和度が回復するかを調べ参考にすると良い．

2. 入浴・浴室

　入浴動作は呼吸困難感を非常に招きやすい動作である．そのため入浴拒否の情報を家族から聞くことがある．入浴には多くの行為が必要となる．呼吸器症状が軽度のときのイメージで入浴動作を行い，つらい経験をしたと聞くこともある．

　入浴を行うには休憩を入れながら行う必要がある．

> 例としては：脱衣→洗い場→着座→休憩→洗体→休憩→浴槽へ入る→浴槽から出る→休憩→洗髪→休憩→浴槽へ入る→浴槽から出る→休憩→脱衣所へ→バスローブを着て着座で休憩→着衣→休憩→自室へ

のようになるため，長時間の実施が困難な場合は，今日の入浴は洗髪，次回は洗体と 2 回に分けて行うのもひとつの方法である．

　入浴は衣服着脱や洗体動作など労作性呼吸困難をまねきやすい動作が多い．一般の洗体用の椅子は低く，腹部が圧迫されてしまったり，立ち上がりに努力を要し息こらえをしやすい．とくに腰掛けての洗髪動作は，身体を屈めること，両上肢挙上のため呼吸筋および呼吸補助筋が使いづらくなること，鼻腔や口腔周囲に水がかかってしまうことなど，労作性呼吸困難が起きやすい動作である．高さのある椅子にしたり途中で休憩を入れること，シャワーで洗髪時に屈まないようにするなどの工夫も重要である．また，洗髪動作は上肢を挙上するために胸鎖乳突筋等が呼吸のために使用しにくくなるため，片手で洗髪し片手は何か安定したものにつかまりながら行うと良い[2]．

　浴槽への入浴は動作を行わないので休憩と思われやすいが水圧で胸腹部が圧迫され呼吸が浅くなり，呼吸困難は緩和されないため注意しないと休憩の少ない連続動作となりやすい．立位が不安定な場合，浴槽への出入り時にはまたごうとして片足立位となるため転倒しやすい．そのためバスボード（**図 4-2**）を導入したり，腰掛けたまままたげるようにすると良い．

　下腿長と同程度の高さのシャワー椅子を導入することで，座位が安定し洗体時に前屈することなく腹部の圧迫を避けられ，立ち上がりも行いやすくなる．立ち上がらずにそのままバスボードのように腰掛けたまま浴槽をまたぐことも可能である．立位が安定している場合は，体を屈めず手すりにつかまりまたいで入る方が好まれる（**図 4-3**）．

　一般的には脱衣所から洗い場に入るときに段差がある場合が多く，転倒を防ぐためや，洗い場内の移動のため浴室側に手す

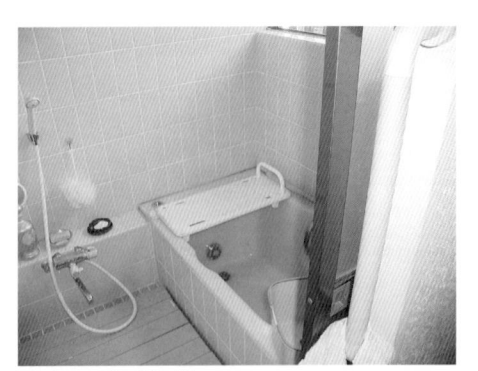

図 4-2　バスボード

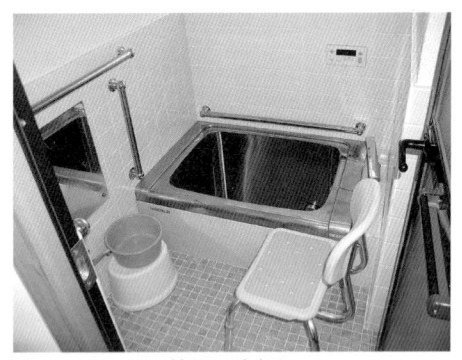

図 4-3　シャワー椅子，手すり

りをつける．

　呼吸器疾患患者の場合，入浴動作の開始時より動作中，または終了時に近い，浴室から脱衣所へ出るときや着衣時に呼吸困難を訴える．その場合，浴室側に手すりをつけると洗い場から脱衣所側に出る動作では手すりの位置が体の後ろとなり，登りにくくなる．しかも洗い場から脱衣所に出るには段を登らなくてはならないことが多いため困難となりやすい．脱衣所側の壁に手すりを固定する部分が直角に曲がり，手すりを内側からも外側からもつかまれるように工夫されたオフセット手すりをつ

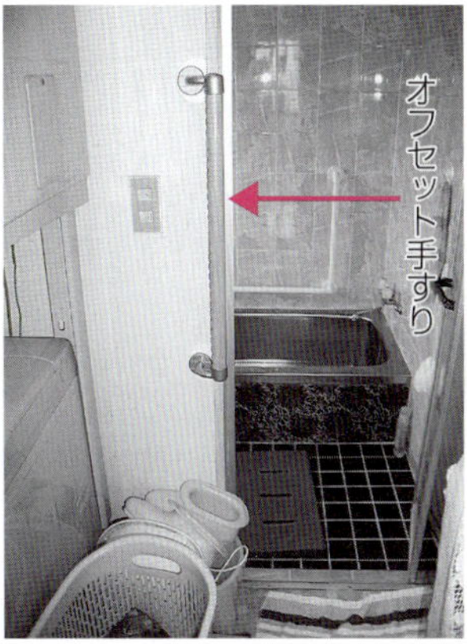

図 4-4 浴室

けると，洗い場から脱衣所へ出やすくなる（**図 4-4**）．さらに脱衣所に椅子などを置いて腰掛けて体を拭いたり，休憩が可能なように工夫することも重要であるが，その場合もこの手すりが利用可能となるため有効である．

ぬれた体をバスタオルで拭くのも呼吸困難感を増大させる動作である．バスローブ等を脱衣所に置いた腰掛けの上にあらかじめ広げておき，浴室から上がってきたら腰掛けそのままバスローブを着るのみでじっとして休憩する．全身を休憩しながら軽く拭くだけで体を乾かすことができる．衣服はあらかじめ下着と上着を重ねておいて袖を通す動作や足を通す動作が一度ですむようにしておくと，着衣時の呼吸困難感は大幅に軽減する．

3. 歩行・廊下

転倒の危険性減少のために廊下に手すり（**図 4-5**）をつけるのが一般的であるが，呼吸器疾患の場合は目的が異なる．呼吸器疾患の場合は動作時，肩甲帯から頸部にかけ緊張を高め，吸気位に固めやすい．手すりにつかまることにより，上肢が固定され，呼吸筋や呼吸補助筋が使いやすくなり呼吸が楽になりやすい[3]．しかし，実際には呼吸困難はあるが歩行に対して自信をもっている人が多く需要は少ない．

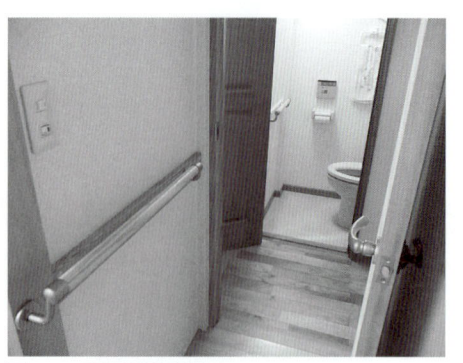

図 4-5　廊下の手すり

4. 食事・食卓

　2 章にも記載したが慢性呼吸不全では 4 割が低栄養となっている．これらから食事内容や食事環境の大切さが伺える．またうつも影響し「食事がつらい」と訴える患者もみかける．できるだけ楽しく，楽に食事がとれるように指導したいものである．

　食事内容では炭水化物は二酸化炭素の排出量が高まるため II 型呼吸不全では摂取量を減らし，かわりに脂質を多く摂取するとカロリーが増しやすく適している．腹部膨満感や横隔膜への圧迫を防ぐため，炭酸水やガスのたまりやすい食材も控える必要がある．

　摂取方法の注意点としては腹部膨満，呼吸困難感を感じない程度に少量ずつ分けて摂取するとよい．たとえば 1 回の食事に半分の量とし，朝，昼，3 時頃，夕方，夜のように数回に分けて摂取する．そのためには高カロリーの間食をうまく利用すると良い．

　できるだけ食堂で家族と一緒に食べることを勧めるが，我々が家族との食事の場に介入することは困難なため，本人，家族に食事以外の場面で指導することも必要である．

　状況が許せばちゃぶ台よりテーブルの方が好ましい（図 4-6 A）．ちゃぶ台では前傾位となり腹部が圧迫されやすく立ち上が

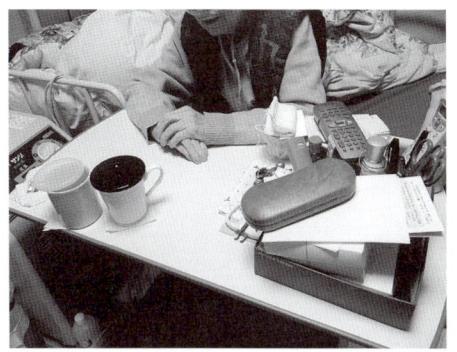

図 4-6 A　テーブルに肘をついた休憩

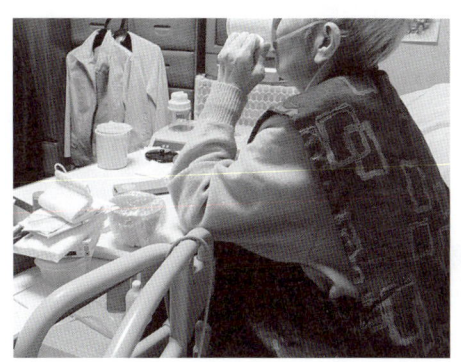

図 4-6 B　肘をついた飲水

りにも努力が必要となる．また，肘をついて食事するように指導する（図 4-6 B）．肘をつくことで胸鎖乳突筋等呼吸補助筋が活動しやすくなり，呼吸苦を感じにくい．

5. 洗面・洗面所

　一日のうち洗面所は何度か行く場所であるはずだが，家族にタオルや洗面器を持ってきてもらったりして，運動能力としては可能だが行っていない人をみかける．洗面動作も歯磨きも立位保持し口や鼻に水がかかったりする呼吸困難感を引き起こしやすい動作である．

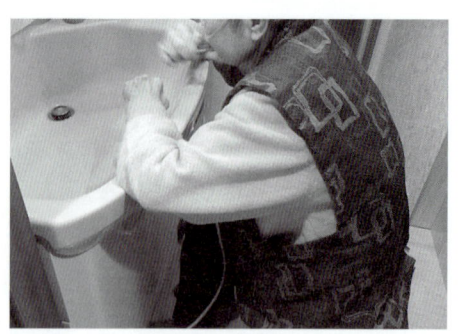

図 4-7 肘をついた歯みがき

　指導では洗面も歯磨きもスツールなどの小さな椅子でかまわないので腰掛けて行うようにさせ，さらに洗面台の縁に肘をつき片手で行うと楽に行える（図 **4-7**）．

　図 **4-8** A，Bは，スペースが無く家族皆で使用する都合上スツールが置けなかったが，住宅改修業者が考案した収納可能な椅子に腰掛けている所である．

6. 階段

　労作性呼吸困難が最も起こりやすい代表的な動作であるため，階段昇降が必要な場合では必ず確認しておく．基本的には昇降動作の指導が重要で呼気時に1段ずつ登るように指導する．手すりをつけるだけでも廊下と同様の効果でさらに楽になることがある（図 **4-9**）．また，階段の途中に踊り場がある場合は，椅子を置きいったん休憩をとるよう指導することもある．呼吸困難が非常に強く日常生活で階段昇降を余儀なくされた場合，階段昇降機をつける（図 **4-10**）．しかし，高価であり介護保険の範囲内では納まらないので，自治体によっては公的な援助が受けられる場合があり，保健所や福祉事務所に確認すると良い．

7. 玄関

　外出時に呼吸困難を訴える場合は多い．パルスオキシメータ

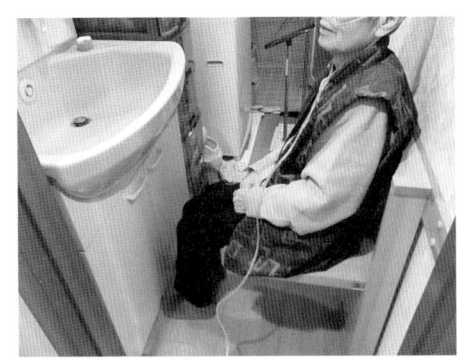

図 4-8 A　椅子使用時

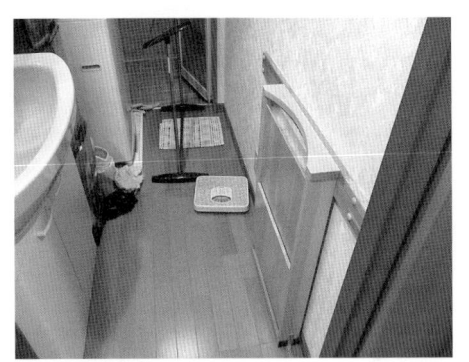

図 4-8 B　椅子収納時

ーで計測すると玄関から出る時点で酸素飽和度がすでに90％程度に低下していることがある．靴の着脱のとき，前かがみになり腹部が圧迫され呼吸困難が起きることと，低い上がりかまちから立ち上がるときに努力が必要なため息こらえをしやすいことなどが原因としてあげられる．立位が安定している場合，装着の容易な靴にして，手すりにつかまり立ったまま靴べらなどを使用し着脱する（**図 4-11**）．この改修だけでも外出が楽になった症例を経験している．立位が不安定な場合は，高めの台に

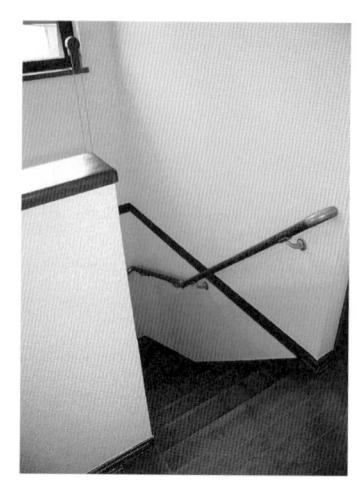

図 4-9　階段の手すり

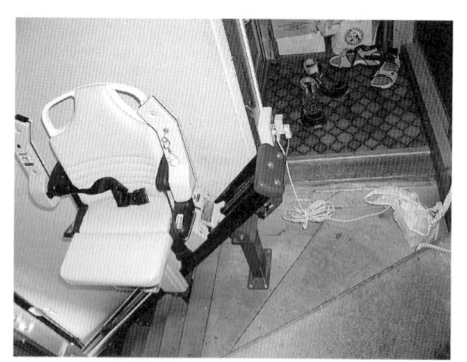

図 4-10　階段昇降機

して立ち上がりやすくするとともに装着の容易な靴にし，前かがみになることを防ぐことが重要である（**図 4-12**）．

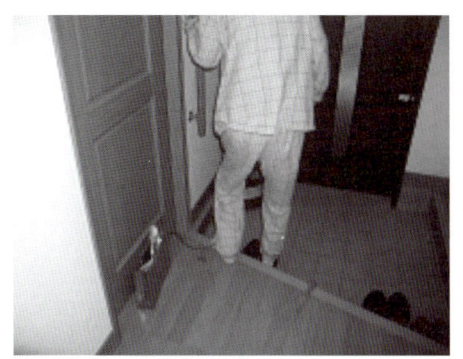

図 4-11 立位での靴の着脱

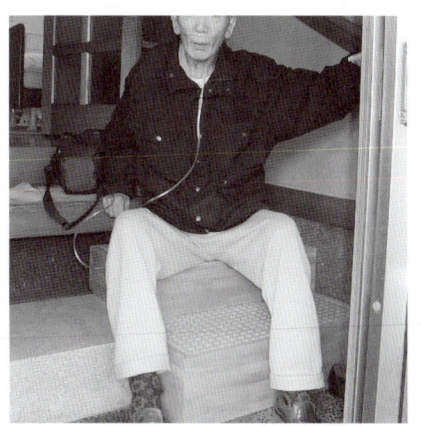

図 4-12 階段状にした台での靴の着脱

● 文献
1) 牛場直子, 里宇明元・他：慢性呼吸不全疾患患者の日常生活動作（ADL）—Pulmonary Functional Status and Dyspnea Questionnaire Modified (PFSDQ-M) による予備的検討—. 呼吸管理学会誌, 14：240-245, 2004.
2) 川邊利子：息苦しさをやわらげる日常生活のコツ. 帝人ファーマ, 2002.
3) 石田　暉・他編集：Clinical Rehabilitatiom 別冊　呼吸リハビリテーション. 医歯薬出版, 1999.

呼吸器疾患に対しての基礎知識

1. 呼吸とは

大気中の酸素を肺に取り込み，栄養素を燃焼させたためにできた二酸化炭素を体外に排出することをいう．大気には無色無臭の酸素が約 21 ％含まれている．大気圧は 760 Torr なので 21 ％だと (760×0.21) 160 Torr となる．気管に水蒸気が約 47 Torr あり，肺胞に入ると CO_2 が 40 Torr あるために酸素は 80〜100 Torr となる．

2. 呼吸器とは

呼吸器系は鼻と口から始まり，咽頭や声帯のある喉頭を通過し気管，気管支を通って肺胞へと続く．喉頭の入口は喉頭蓋という蓋があり，飲み込み時に反射的に閉鎖し誤嚥を防ぐ（**図 5-1**）．

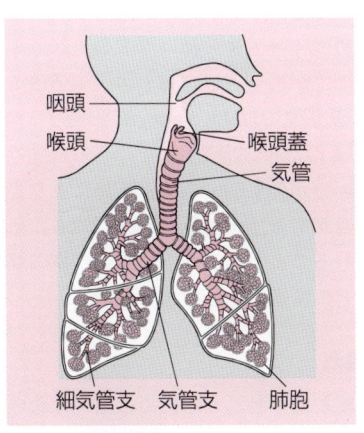

図 5-1 呼吸器系

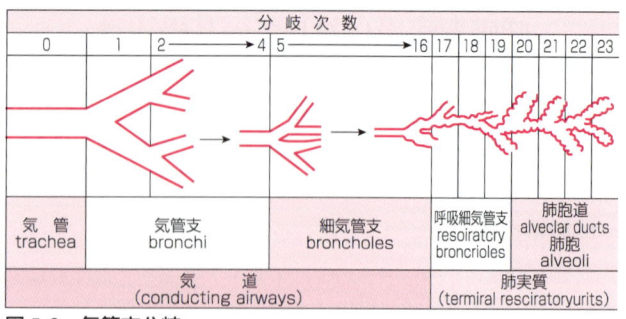

分岐次数						
0	1	2 → 4	5 → 16	17 18 19	20 21 22	23
気　管 trachea	気管支 bronchi		細気管支 broncholes	呼吸細気管支 resoiratcry broncrioles	肺胞道 alveclar ducts 肺胞 alveoli	
気　道 (conducting airways)				肺実質 (termiral resciratoryurits)		

図 5-2　気管支分岐

3. 気管支の働き

　気管支は気道の役割を果たしており分岐しながら徐々に細くなる．線維性軟骨の断面では馬蹄形の軟骨によって筒状に保たれ，同様に筒状の輪状筋が存在し，収縮すると内腔が狭まり（喘息などの状態），気道流速が早くなるようになっている．ちょうど水を撒くときにホースの端をつぶすと水流速が早まり，水が遠くまで飛ぶのと同様である．

　気管支は 16〜17 分岐目あたりから気管支壁に肺胞が出現し徐々に肺胞が増え，23 分岐程度で完全に肺胞に変わってゆく（図 5-2）．ガス交換を行うところは肺胞で，気管支では行われない．そのため浅い呼吸より深い呼吸の方が効率が良くなる．

　気管支には線毛があり，11〜18 ヘルツで動き，1 分間に気管では 2〜3 cm，気管支では 13.5 mm，痰を喉頭の方に移動させるように働く[1]．そのため，排痰手技で与える振動はできるだけこの周波数に近い方が効果的である．疾患によりこの線毛が欠落してしまう場合がある．また乱暴な吸引でも，気管支に傷をつけ線毛がはがれることがある．その場合，痰の移送能力が低下してしまうことに留意すべきである．

4. 肺胞の働き

　肺胞には分泌物を移動させるための線毛はない．気管支と大きな違いはガス交換が可能なことである．

5：呼吸器疾患に対しての基礎知識

A 肺の断面，気道と血管の分岐

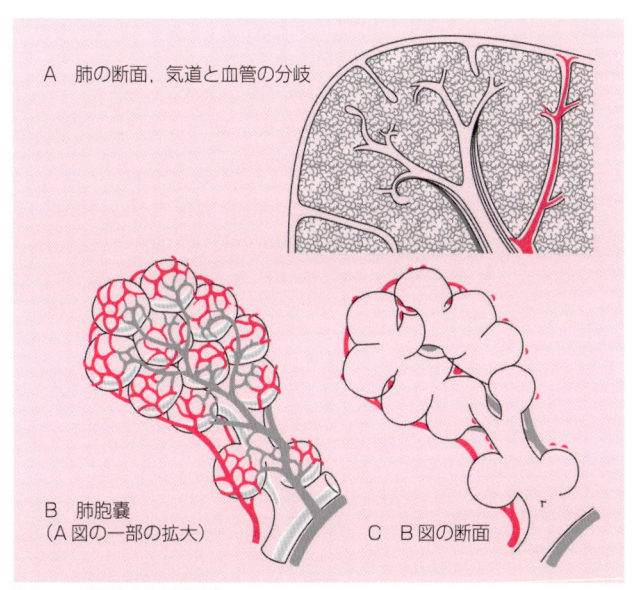

B 肺胞嚢
（A図の一部の拡大）

C B図の断面

図 5-3　肺胞の解剖図[2]

　肺胞はよく「ブドウの房のよう」と表現され，約3億程度存在する．肺胞には毛細血管が網のようにからみつき，酸素を肺胞から血管に移動しやすくしている（**図 5-3**）[2]．肺胞壁は非常に薄く1,000分の1 mm程度しかない．酸素は気道を通り肺胞に入り，肺胞膜，血管膜を浸透し血液に移る．肺胞から血液に移ることを拡散と呼ぶ．酸素は赤血球のヘモグロビンと結合し肺静脈を通り左心室から全身へと押し出され，各細胞へ運ばれる．二酸化炭素は各細胞から静脈を通り，右心室に戻り，肺に運ばれ，肺胞に浸透し気道を通り放出される．二酸化炭素は酸素に比べ肺胞膜，血管膜を浸透する力が高いため，血液から肺胞に到達しても濃度が変化しないが，酸素は若干低下することがある．とくに肺胞壁での炎症を起こす間質性肺炎の場合等は濃度に差が起こる．

5. 呼吸筋の解剖

吸気筋，呼気筋を図 5-4 に示す[3]．安静時呼吸の吸気は主にドーム状の横隔膜が働き下方に移動し，胸腔を拡大し腹腔内臓器が圧迫され腹部が膨らむ．呼気は伸ばされた胸郭が元に戻ろうとする働きと，腹筋が収縮し内臓器が横隔膜を上方に移動させ呼気が起こる（図 5-5）[2]．この横隔膜呼吸は深い呼吸に適していて，筋のエネルギー効率，換気血流比等の観点からも効率よくできている．

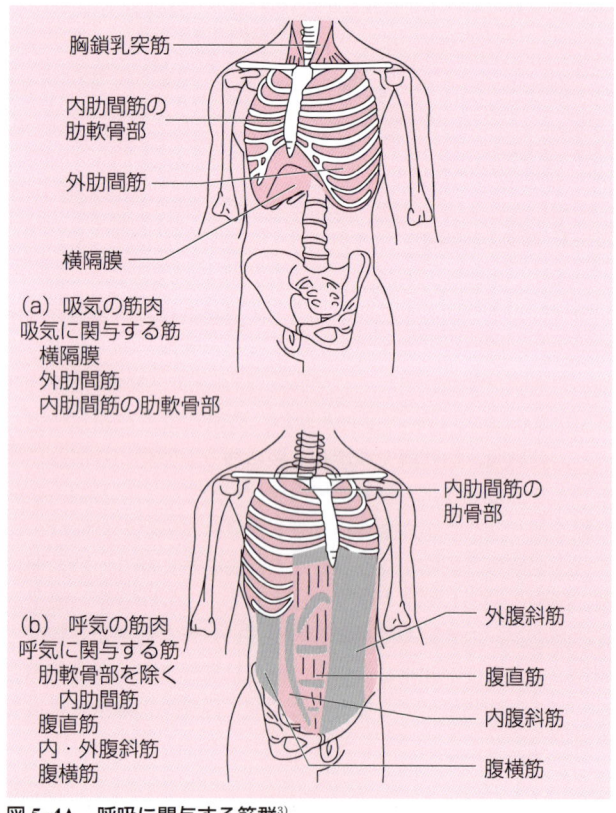

(a) 吸気の筋肉
吸気に関与する筋
- 横隔膜
- 外肋間筋
- 内肋間筋の肋軟骨部

(b) 呼気の筋肉
呼気に関与する筋
- 肋軟骨部を除く内肋間筋
- 腹直筋
- 内・外腹斜筋
- 腹横筋

図 5-4A 呼吸に関与する筋群[3]

肺気腫では，肺胞の破壊により気腔が拡大し肺が過膨張してしまうので，横隔膜が上方に戻ることができにくくなり，横隔膜呼吸を阻害する．横隔膜が平板化した状態で呼吸していると呼気時に下部肋骨が内方に引き込まれる Hoover's 徴候がみら

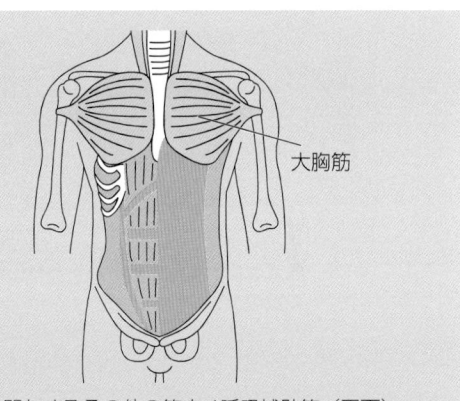

(c) 呼吸に関与するその他の筋肉／呼吸補助筋（正面）

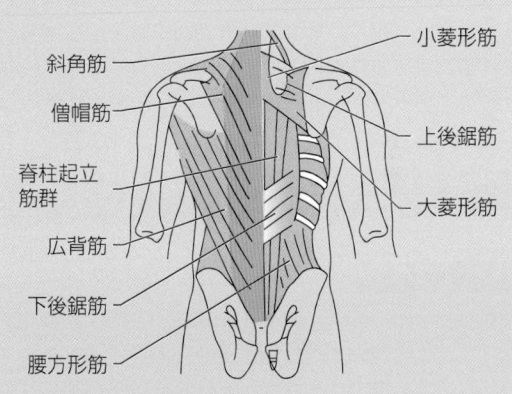

(d) 呼吸に関与するその他の筋肉／呼吸補助筋（背面）

補助的な筋群
胸鎖乳突筋，斜角筋，前鋸筋，僧帽筋，広背筋，
脊柱起立筋群，大胸筋，上下後鋸筋，大小菱形筋

図 5-4B　呼吸に関与する筋群[3]

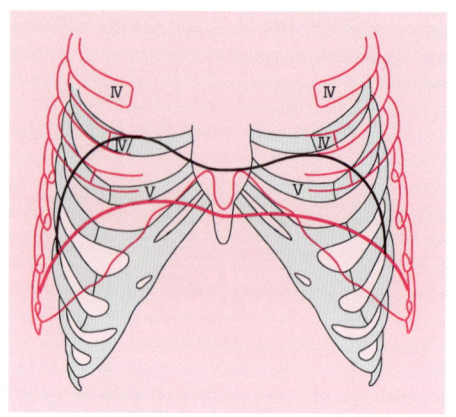

図 5-5 最大吸息時と最大呼息時における横隔膜の位置[2]

れることがある．このような場合に腹式呼吸を練習させると呼吸困難感を高めてしまう．

横隔膜以外の呼吸筋には肋間筋があり，外肋間筋は吸気，内肋間筋は呼気時に働く．肋間筋は直接肋骨を動かし胸郭を広げたりすぼめたりする筋肉である．肋骨は吸気時に，上位肋骨部は主として前方へ，下位肋骨部では主として側方に動く．しばしば，上位肋骨の動きは「ポンプの柄」のような動き，下位肋骨の動きは「バケツの柄」のような動きと呼ばれている．その他，斜角筋，胸鎖乳突筋，僧帽筋なども関係してくる．

6. I 型呼吸不全

I 型呼吸不全は $PaCO_2$ が 45 Torr 以下だが O_2 が 60 Torr 以下になってしまう状態を指し，$A-aDO_2$ は開大する．基本的な発生原因は，①拡散障害，②換気血流比の不均衡，③肺内シャントの増大である．

拡散障害とは，肺胞膜が間質の炎症等で厚くなってしまったり，肺胞の破壊により拡散面積が減少してしまったなどで肺胞と血液の間のガス交換が行われにくくなることである．問題となるのは肺胞から血液に移行する酸素で，二酸化炭素は酸素の

20倍以上拡散しやすいので問題にならない．

換気血流比の不均等分布は肺の一領域に血流は多くあるにもかかわらず，その部位に換気が少ない場合や，換気は多く行われているが血流が少ないために，血液中への酸素摂取不足が起こること，つまり，酸素と血液の量のバランスが悪い場合を指す．

肺内シャントとは，肺胞を通過しないで静脈が動脈に流れ込むことが正常でも2％程度は存在（解剖学的シャント）している．また，静脈血が肺胞領域に流れ込んでも肺胞が虚脱しているとガス交換は行われないため，解剖学的シャントと同様に動脈に静脈が混入してしまうことも肺内シャントという．

これらから，深呼吸を行い換気改善を図って肺胞に酸素を到達させても，肺胞から血液に移行することが困難なため十分な効果が得られないことがわかる．この場合，取り込んだ酸素を効率よく使えるように動作と呼吸の同調が有効となる．

疾患では拡散障害は間質性肺炎，じん肺，サルコイドーシス，膠原病肺，換気血流比の不均等分布は肺気腫，慢性気管支炎，び漫性汎細気管支炎，気管支拡張症，気管支喘息，肺内シャントは肺動脈瘻，肝硬変，無気肺などがある．

7. Ⅱ型呼吸不全

Ⅱ型呼吸不全は$PaCO_2$が45 Torr以上になってしまう状態を指す．発症原因は肺胞低換気であり，低酸素血症と高炭酸ガス血症がみられることが特徴である．

呼吸筋の麻痺や胸郭の可動域制限のため拘束性換気障害や呼吸中枢障害，閉塞性換気障害によるものが原因となる．

通常$A-aDO_2$は開大しないが，Ⅰ型呼吸不全に加えて肺胞低換気が加わった病態もⅡ型に含まれるので$A-aDO_2$は開大していることもある．このような場合，換気改善が重要となる．腹式呼吸や口すぼめ呼吸，呼吸介助法などが有効である．

疾患は呼吸筋の麻痺では中枢神経障害，脊髄損傷，筋萎縮性側索硬化症などの神経筋疾患，胸郭拡張制限では肺結核後遺症，脊椎側弯，閉塞性換気障害の重度の肺気腫と喘息，び漫性汎細

気管支炎がある．

8. 閉塞性換気障害

気管支炎や喘息のように気管支の内腔が細くなった場合や，細気管支も含め肺胞が破壊され弾力性が低下したため勢いよく息が吐き出せない場合を言う．1秒率は減少するが肺活量は低下しない．

気道閉塞しているために換気障害が起こり，肺胞に新しい空気（酸素）が到達しにくいため，低酸素血症を招く．同様の理由により二酸化炭素が排出できず，高炭酸ガス血症となってしまう．さらに，気道抵抗のため呼気の仕事量が増し，消費カロリーや酸素消費量の増大や呼吸筋疲労，呼吸困難感の増大が起こる．呼気ができないため肺が膨らみ新しい空気を吸うことができないのに，本人は「息が吸えない．」と訴え，さらに強い吸気を行おうとしてしまい肺が過膨張し状態を悪化させてしまいがちである．

口すぼめ呼吸など呼吸法の指導や，口すぼめ呼吸しながら日常生活動作との同調した動作が可能となるように指導することや，呼気仕事量増加によって起こった呼吸補助筋のリラクゼーションやストレッチも大切である．

疾患は肺気腫，慢性気管支炎（慢性閉塞性肺疾患）や気管支喘息が代表的である．

9. 拘束性換気障害

閉塞性換気障害のように気道は閉塞していないにもかかわらず，肺および胸郭が膨らまないために生じた換気障害を指す．肺活量の低下が起こるが，1秒率は低下しない．

パーキンソン症候群や多発性脳梗塞，長期臥床の廃用性症候群患者などの胸郭の可動域制限を起こしている疾患で頻繁に経験する．胸郭の拘束により換気運動の可動範囲が制限され低換気状態になることや，肺や胸郭の拡張障害のため吸気筋の仕事量が増し消費カロリーや酸素消費量が増大してしまうことなどが問題となる．

代表的な疾患は肺水腫,肺線維症のように肺実質に問題がある場合と,胸水,気胸,胸郭変形や拘縮,神経筋疾患のように肺実質以外に問題がある場合がある.

10. 酸素療法

呼吸により大気中の酸素を体内に取り込む量が足りなくなっている場合に,機械などから酸素を吸入し酸素分圧を上げ補うことを目的とした療法が酸素療法である.酸素が欠乏し低酸素血症になってしまう場合,様々な症状が出現する(表 2-1 参照).とくに問題なのは心臓にかかる負担が増し生存率が低下することで,非常に重要な療法である.

酸素療法は医師の指示で行うため,詳細は他書にゆだねるが臨床上知っておいた方が良いと思われる点を述べる.

(1)在宅酸素療法の適応基準

「動脈血酸素分圧(PaO_2)が 55 Torr 以下の者,および PaO_2 60 Torr 以下で睡眠時または運動負荷時に著しい低酸素血症を来たす者であって,医師が在宅酸素療法が必要であると認めた者」となっている.

(2)酸素濃縮器の種類

ほとんどが吸着式酸素濃縮器(図 5-6)で,大気から窒素を吸

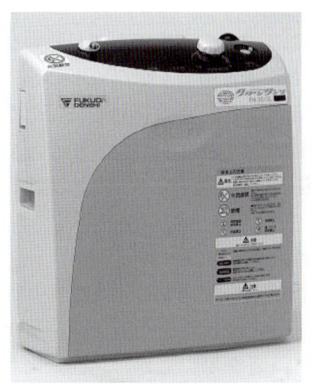

図 5-6　吸着式酸素濃縮器[5]

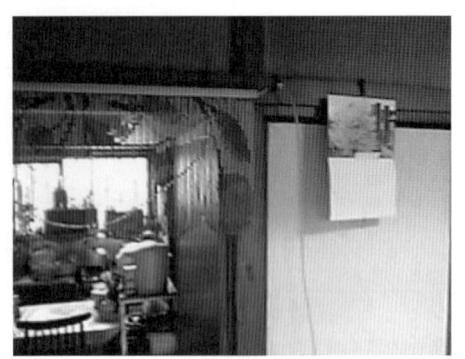

図 5-7 天井に取りつけた酸素チューブ

着させ高濃度の酸素を安定して提供する機械である．技術の進歩が急速にみられ小型化，軽量化，小電力化が進んでいるが，在宅患者からは「熱をもって暑い，うるさい」「電子レンジを一緒に使うとブレーカーが落ちてしまう」などの声が聞かれる．

濃縮器を使用する場合の問題点の一つに鼻炎を悪化させ鼻水が多く出るようになることがある．濃縮器の中に蒸留水を入れていないために乾燥し鼻炎が悪化する場合や，逆に加湿しすぎるために鼻水が出てくる場合もあるので，訴えをよく聞き対応すべきである．

よく聞かれる問題のもう一つは，カニューラチューブが動作時に邪魔になることである．チューブが邪魔なので一番必要な労作時にはずしてしまう患者も少なくない．

チューブが足元にまとわりついてしまうのを防ぐために，両手が使える場合は丸めて持ちながら歩くことや天井や壁にフックを取り付け（**図 5-7**），足元にチューブがたわんでしまわないように工夫したりする．

(3)携帯用酸素ボンベ

軽量化され，同調器を使用することにより吸気時のみ酸素が流れるようになったため，酸素流量を維持しながら節約することが可能となった（**図 5-8**）．しかし，軽量化されたとはいえまだ，酸素カートに乗せ運ばなければならないことなどから「重

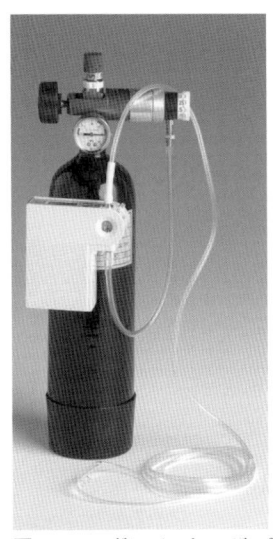

図 5-8 A　ボンベ＋セーバー[6]　　**図 5-8 B　酸素カート**[6]

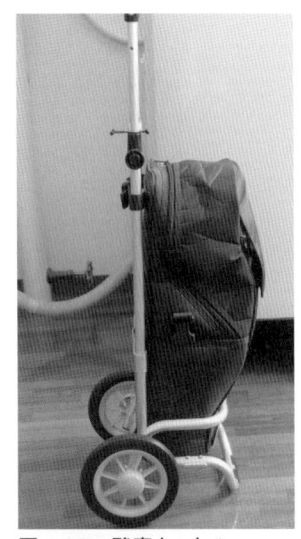

たい」「運びにくい」「階段等の昇降時に大変」などの声も聞かれる．

携帯用の液体酸素等（**図 5-9 A, B**）に変更することもひとつの方法である．小型で軽量化され，腰にぶら下げることが可能となった．しかし，どの業者でも行っているわけではなく酸素配給業者の変更が必要となる場合もあるので，主治医と相談して検討すべきである．

(4)注意点

最も重要なのは，酸素流量を守ることが大切であることを本人が理解することである．「息が苦しいのは酸素が足りないからだ」と思い込み「調子が悪いから酸素流量を増やそう」と自分達で判断し，高炭酸ガス血症に陥る患者をみかける．その場合，呼吸苦の原因を理解させ，適切な流量を維持させるように指導することが必要である．自分で操作困難なように隣室に移動させることが有効な場合もある．また，動作時に酸素飽和度の低下が著しい場合は，医師と相談し安静時と動作時それぞれの流

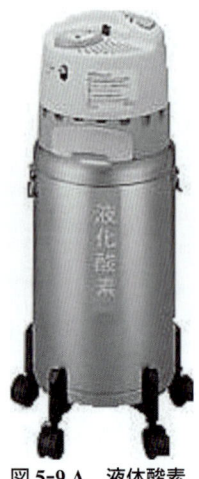

図 5-9 A　液体酸素システム[7]（親器）

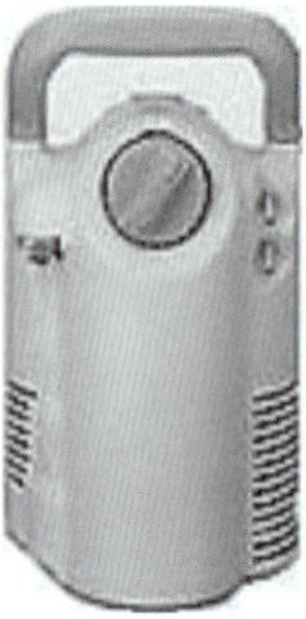

図 5-9 B　液体酸素システム[7]（子器）

量を決めておくことも大切である．

11. 薬物療法

　薬物療法が重要なことは言うまでもない．気管支拡張剤と運動療法の併用で相加的効果も報告されている[4]．薬の効果を知っておくと，患者の状態や医師の治療方針を理解する大切な情報となるので薬名を確認し調べるとよい．薬品名の変更もあるため，詳細は本書では記載しない．薬品名確認のために**表 5-1**を掲載する[4]．

　在宅に多い高齢者には吸入療法が推奨されている．理由は直接肺に入るため作用が速やかである，少量投与で済む，経口投与に比べて副作用が軽減できる，薬物相互作用が少ないなどがあげられている．しかし，吸入方法がうまくいかないと十分な効果が期待できない．噴霧式（**図 5-10**）を使用している場合，普通に吸入すると多くの薬が咽喉に付着してしまい気管支には届かない．口を開いたまま「シュッ」と噴霧した瞬間に息をゆ

表 5-1 日本における COPD 治療薬

分類			商品名	吸入剤の気管支拡張持続時間
気管支拡張薬	抗コリン薬	短時間作用型	アトロベント テルシガン	6〜8 8〜10
		長時間作用型	スピリーバ	24≦
	β_2刺激剤	短時間作用型	ベネトリン サルタノール アイロミール ブリカニホール アロテック メプチン ホクナリン ベロテック スピロペント ブロンコリン	4〜6 4〜6 4〜6 4〜8 8≦ 8≦
		長時間作用型	セレベント アトック ホクナリンテープ	12≦
	メチルキサンチン類		ネオフィリン テオドール テオロング ユニフィル LA ユニコン	
グルココルチコイド	局所投与（吸入）		キュパール フルタイド パルミコート オスベスコ	
	全身投与（経口，注射）		プレドニン メドロール ソル・メドロール	
合剤（長時間作用型 β_2刺激剤＋グルココルチコイド）			アドエア	12≦
喀痰調整薬			ビソルボン ムコダイン クリアナール スペリア ムコソルバン ムコフィリン ペクタイト	

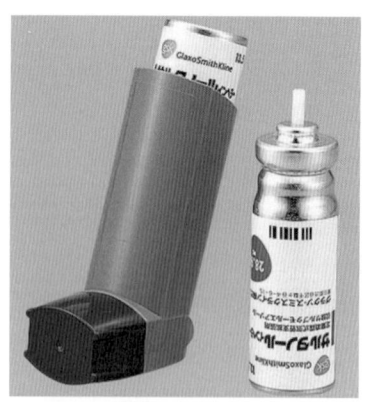

図 5-10　サルタノール®[8]

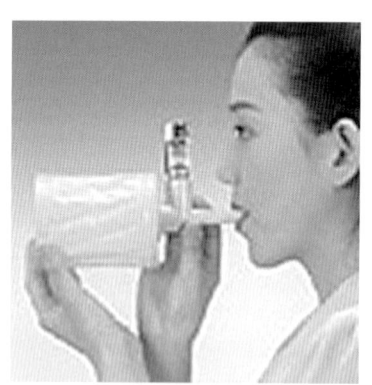

図 5-11　スペーサー使用[8]

っくり吸うことが必要である．困難な場合はスペーサー（図 5-11）を使用すると吸気流速が遅くなり，肺に到達する率がずっと高くなる．1 回換気量が少なく十分に吸えない患者では数回に分けて吸うことが必要である．スペーサーは調剤薬局で製薬会社が作製したものを無料で配布しているため入手が容易であるにもかかわらず，知らない患者も多いようである．また，吸入後のうがいを行わないと口腔内の抵抗力が落ち，口腔内にカ

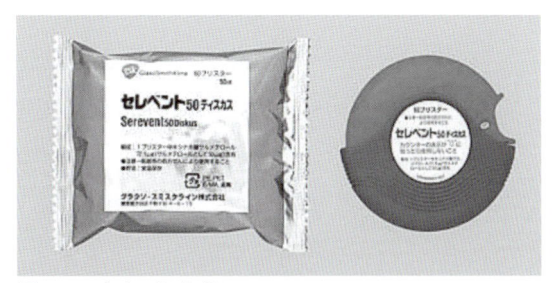

図 5-12 セレベント[R][8]

ビが発生することがあるのでしっかりとした指導が必要である．ドライパウダー（**図 5-12**）ではゆっくり吸入するのではなく勢いよくソバをすするように吸う必要があるので，MDI とドライパウダーを両方使用している場合は間違わないように指導する．高齢者や慢性呼吸不全患者は注意力障害がある場合が多いので数度，具体的に器具を使用して指導する必要がある．

●文献

1) 本間日臣：呼吸器病学．医学書院，1985．
2) W.Kahle, et al.（越智淳三・訳）：解剖学アトラス，第 3 版，文光堂，1990．
3) 江藤文夫・他編集：Clinical Rehabilitation 別冊呼吸・循環障害のリハビリテーション．医歯薬出版，2008．
4) 日本呼吸ケア・リハビリテーション学会呼吸リハビリテーション委員会・他：呼吸リハビリテーションマニュアル—患者教育の考え方と実践—．照林社，2007．
5) http://www.fukuda.co.jp
6) http://www.teijinn.co.jp/
7) http://www.tycohealthcare.co.jp/
8) http://glaxosmithkline.co.jp/index.php

Memo

6 慢性呼吸不全の特徴

1. 肺機能検査

　閉塞性換気障害か拘束性換気障害であるかの分類にはスパイロメーターで肺機能検査を行うとわかりやすい．最近では軽量化されたスパイロメーター（図6-1）があり，持ち運びも可能となったため在宅でも実施可能になった．タオルに包んで自転車に乗せ訪問し測定を行い，検査結果をもとに主治医と方向性を検討した経験がある．

　慢性呼吸不全患者では，1回で正確に測定することは困難な場合が多い．しかし最近では，エラーメッセージも表示されるため，適正な判断が容易となり使いやすくなった．

　肺活量の測定は最大吸気位から最大努力下に呼気を行った数値を正常予測値に対する割合（％肺活量）で表す．80％以下の

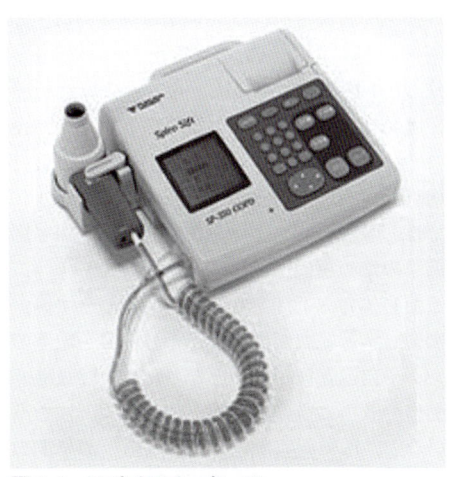

図6-1　スパイロメーター[11]

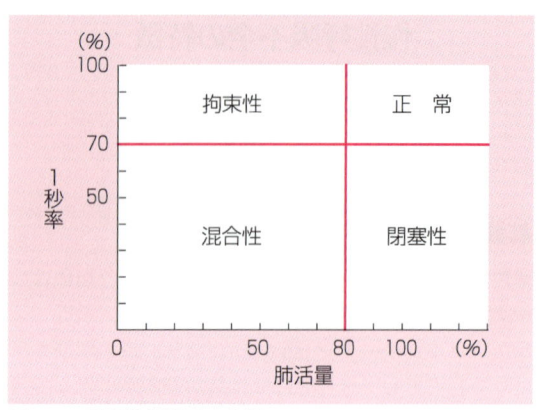

図 6-2　呼吸機能障害の分類

場合は拘束性換気障害であり，50％は高度の低下とされている（図6-2）．

1秒率の測定は最大吸気位からなるべく早く，かつ一気に完全な最大呼気を行わせる．最大呼気位から1秒間までの呼出量を1秒量と呼び，肺活量で除した値を1秒率と呼ぶ．70％以下では閉塞性換気障害とされ，55％以下は高度の低下とされている．

％肺活量も，1秒率もともに低下している場合を混合型と呼び，塵肺，肺結核後遺症，過敏性肺炎などがある．

2. 加齢による呼吸器への影響

高齢者では，呼吸機能障害以外の問題も呼吸器へ影響を及ぼす．筋力低下のため易疲労，息切れを起こしやすい．活動範囲も狭小するため体力，抵抗力も低下し感染しやすい．知的能力の低下が影響し学習能力が低下し，指導内容を理解できず自主トレーニングや自己管理が困難となったり，呼吸機能障害者の日常生活動作の改善に重要な呼吸と動作の同調性を高めることができないなど，改善阻害因子が多くなるため早期の介入が必要である．また，70歳を過ぎると呼気の後半から細気管支が閉

(%)
100

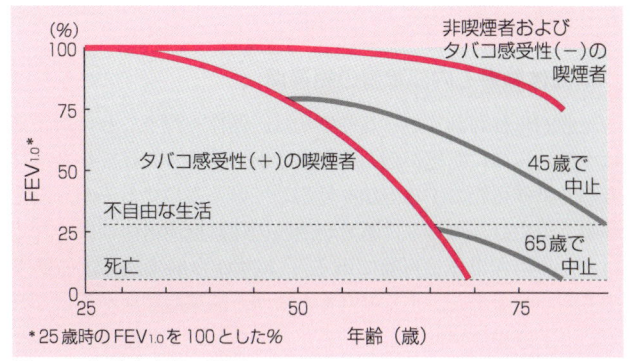

75

$FEV_{1.0}$*

50 タバコ感受性(+)の喫煙者

不自由な生活

25

死亡

0
25　　　　　　　50　　　　　　75
年齢（歳）

非喫煙者および
タバコ感受性(−)の
喫煙者

45歳で中止

65歳で中止

*25歳時の$FEV_{1.0}$を100とした%

図 6-3　年齢と喫煙の関係[1]

塞してしまい，残気量が増してくるため，肺胞を拡張させる口すぼめ呼吸なども重要である．

3. 喫煙による呼吸器への影響

　肺活量は加齢とともに減少するが，喫煙者は非喫煙者に比べ減少率が強くなる[1]（図 6-3）．

　10年以上喫煙を続けていると10〜15％は肺機能の低下がみられる．とくに細気管支に影響を与えやすく1秒量の低下を招き，閉塞性換気障害を起こす．慢性呼吸不全患者の9割が喫煙者ともいわれている．気管支の線毛細胞の剝離がみられ，粘液移動が抑制されるため，排痰能力を阻害する[2]．さらに肺癌のみならず，口腔癌，咽頭癌，食道癌，胃癌のリスク，虚血性心疾患の可能性も高まるといわれている．喫煙は，本人以外にも受動喫煙という形で影響を与えるので，家族も含め禁煙の必要性がある．高齢の喫煙者が慢性咳嗽あるいは体動時の息切れ（呼吸困難）を訴える場合，まず慢性呼吸不全が疑われる．喫煙歴の長い場合でも禁煙により，肺活量の減少率が非喫煙者程度に改善してくるので禁煙は大切である．禁煙により味覚の改善や体調の改善などにも効果がある．喫煙をやめられない理由は主に「身体的（ニコチン）依存」と「心理的依存（習慣）」といわれ，ニコチンパッチやニコチンガムなどの方法があり，主治医

との相談が必要である．

4. 身体障害と内部障害の相違点

　一般的に行われている運動療法は，動作を行うこと（たとえば歩行）自体に問題が起こり，動作ができなくなってしまったものを動作可能にする方法を模索していくものであるが，慢性呼吸不全では，苦しさはあるが四肢の運動機能自体は保たれているため動作自体は可能である[3]．わずかな酸素飽和度の低下でも強い呼吸苦を訴える場合もあるが，酸素飽和度が著しく低下しても感受性が低下しているため，苦しいこと自体わからない場合もある．可能だからといって動作を行うと各臓器に負担をかけてしまい，最悪の結果を招く場合もあるので基礎的知識を身につけてから介入する必要がある．

5. 高次脳機能障害

　高炭酸ガス血症により注意力，記憶力の低下を招き，慢性的な低酸素血症では辺縁系の海馬に障害が生じるため記銘力障害を起こす．また，呼吸機能の改善に伴い記憶，学習機能が改善するといわれている[4]．臨床上も指導内容をなかなか習得できず，復習時に全く異なる方法を行っているにもかかわらず間違いに気がつかない患者を頻繁に見かける．慢性呼吸不全の場合はとくに繰り返し確認指導が必要であり，家族と一緒に指導する必要がある．

6. 側臥位への恐怖

　長期臥床の場合，空間と身体との位置感覚が変化してしまう．ベッドから見える視界は天井等上方部分が多く，床等下の方を見る機会は非常に少ない．その場合，床からベッドの高さの感覚が実際と異なって，非常に高く感じる．また，脊椎，胸郭の変形のためベッドとの接触面積が減少し十分な感覚情報が入ってこない．そのため，無意識にベッド柵につかまっていたり体を硬くして安定性を高め体動を嫌う．側臥位をとることに対しては45度程度の側臥位で本人としては完全な真横を向いたよ

うに感じやすい．そのような場合，無理に真横に回旋させるとベッドから転落するように感じ，過緊張して抵抗し仰向けになろうとする．シーツ交換や背部の皮膚の状態を確認するなど短時間で済む体位変換なら良いが，体位排痰法等長時間かかる手技を行う場合はリラックスした状態がつくれないため呼吸が浅くなり，呼吸器疾患に対しては妥当ではない．

　ベッド柵にタオルを掛けたり（図3-28），介助者が視界を遮るような位置に立つことで恐怖感を減少させることができたりするが，1度に完全な側臥位にするのではなく，半側臥位でいったん保持しベッドと体の接触面からの情報を頭の中で認知させ，リラックスしてからさらにもう少し側臥位にするように行う．大きく動かしすぎて緊張したようであったら緊張状態が軽減する程度まで側臥位の角度を緩め，徐々に側臥位にするように行うことで改善されてくる．

7. 在宅人工呼吸（HMV）

　在宅で人工呼吸器の使用者は人口10万人に対し16.2人となり，日本は世界的にもHMV（home mechanical ventilation）大国となり，訪問で関わることが多くなってきている[5]．人工呼吸器の管理など詳細は他の専門書にゆだね，主な注意点のみを記載する．

　気管切開陽圧換気TPPV（tracheostmy positive pressure ventilation）では常時装着となってしまうが，非侵襲的陽圧換気NPPV（non-invasive positive pressure ventilation）では夜間のみや，夜間と日中数時間という場合もある．装着時，非装着時のコンディショニング，運動療法も大切であるが，屋内ADLの活動性を保てるように介入が必要である．慢性呼吸不全の急性増悪では適応が認識され，今後さらに在宅での利用者が増すと思われる[6]．

　TPPVで運動機能がある程度保たれている場合は十分にリスク管理を行いながら，活動範囲の拡大を図ることで精神衛生上や運動機能維持向上に有効である．近年，HMVは軽量化が図られ，介助者が背中，または肩に担ぎ介助しながら動くことが可

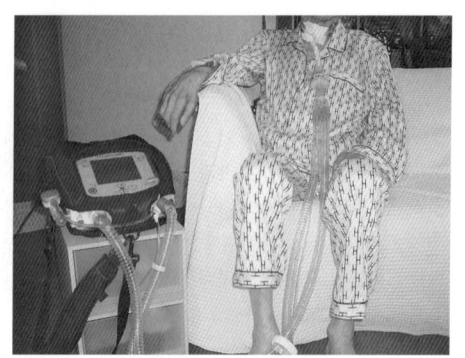

図 6-4 TPPV 装着での移動

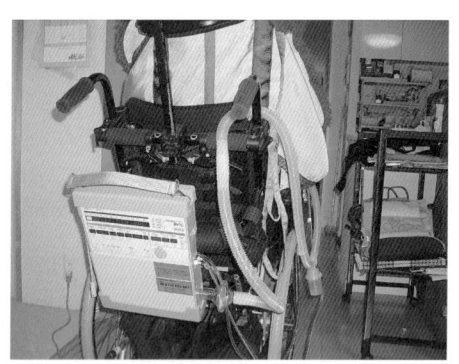

図 6-5 人工呼吸器装着可能な車いす

能である．**図 6-4** はベッドから居間のソファーに介助歩行で移動したところであるが，本人，家族に具体的に「どこにつかまり，管が引っかからないようにどういう動線で動く」という指導が有効であった．

また，運動機能低下がみられる場合でも，リフトや車いすを利用し活動範囲を拡大することは，上記同様意義のあることである．介護保険などで人工呼吸器を装着することができる車いす (**図 6-5**) のレンタルもあるのでリスク管理に配慮しながら本人，家族の希望に添えるよう検討すべきである．

8. 福祉サービス

(1)身体障害者手帳

身体障害者手帳は1級から6級までの等級に分かれ1級が最も重度となるが，慢性呼吸不全の場合は内部障害の呼吸機能障害に該当し1，3，4級に分かれる．等級は予測肺活量1秒率，動脈血液ガス，医師の臨床所見により判定される．

利用可能なサービスは等級，自治体によっても異なるが，税金の控除，交通費の割引，公共料金の割引，日常生活等の援助，医療費の助成などがある．

等級の目安は，「1級は息苦しくて身の回りのこともできない．3級はゆっくりでも少し歩くと息切れがする．4級は階段をゆっくりでも登れないが，途中休みながら登れる．または，人並みの速さで歩くと息苦しくなるがゆっくりなら歩ける．」であるので，これから取得を考える場合に参考とするとよい[7]．

「在宅呼吸ケア白書」で身体障害者手帳保有率は83％であり，受けているサービスは「医療費の自己負担の助成」「税金の減免」「交通費の減免」が上位3位を占めており，いずれも経済的助成が多かった[8]．

(2)介護保険制度

介護保険は40歳以上で申請可能で，非該当，要支援1，2，要介護1〜5に分かれ，要介護5が最も重度となる．介護度は訪問調査と主治医意見書を審査会が審査，判定する．介護度は，疾病の重症度に応じるのではなく，必要とされる介護時間を基準に決定される．そのため，呼吸困難感が強いにもかかわらず何とか工夫して行っている慢性呼吸不全患者は，介護度が軽度となる傾向がある[9]．要介護，要支援状態区分の目安は**表6-1**に掲載するので参考にするとよい[9]．在宅で利用可能なサービスは居宅サービスで，訪問介護，訪問入浴介護，訪問看護，訪問リハ，通所介護，通所リハ，短期入所，福祉用具貸与，福祉用具購入費の助成，住宅改修費の助成がある．

「在宅呼吸ケア白書」では申請者は32％と少ないが，利用サービスでは「福祉機器レンタル」「訪問看護」「ヘルパー」が上

表 6-1　要介護・要支援状態区分[10]

要介護等状態区分	該当する方の状態	
要支援 1	◆軽度の社会的支援を要する状態 (日常生活能力は基本的にはあるが、居室の掃除など身の回りの世話に一部介助が必要)	居宅サービスなどの予防給付を利用できます
要支援 2	◆社会的支援を要する状態 (日常生活能力は要支援 1 よりわずかに低下し、居室の掃除など身の回りの世話に一部介助が必要)	
要介護 1	◆部分的な介護を要する状態 (立ち上がりや片足で立つなどに何らかの支えを必要とする．みだしなみや居室の掃除など身の回りの世話に一部介助が必要)	居宅サービス・施設サービスなどの介護給付を利用できます
要介護 2	◆軽度の介護を要する状態 (立ち上がりや歩行などに何らかの支えを必要とする．みだしなみや居室の掃除など身の回りの世話全般に介助が必要)	
要介護 3	◆中程度の介護を要する状態 (立ち上がりや歩行などひとりではできないことがある．排せつや居室の掃除など身の回りの世話がひとりでできない)	
要介護 4	◆重度の介護を要する状態 (立ち上がりや歩行などひとりではできない．排せつやみだしなみ、居室の掃除など身の回りの世話がほとんどできない)	
要介護 5	◆最重度の介護を要する状態 (立ち上がりや歩行などひとりではできない．排せつや食事、居室の掃除など身の回りの世話がほとんどできない)	
非該当	介護保険によるサービスは受けられませんが、状態によっては区が行う介護予防事業などのサービスを利用することができます．	

※ここに示した例は、それぞれの状態区分に該当する方の例です．従って、認定を受けた個々の方の状態はここに示した例と一致しないこともあります．

6：慢性呼吸不全の特徴

位3位であり，QOL向上のための利用が多い[10]．

● 文献
1) Adapted from Fletcher et al.：The natural history of chronic airflow obstruction. BMJ, 1：1645〜1648, 1977.
2) 本間日臣：呼吸器病学．医学書院，1985．
3) 牛場直子，里宇明元・他：慢性呼吸不全疾患患者の日常生活動作（ADL）—Pulmonary Functional Status and Dyspnea Questionnaire Modified（PFSDQ—M）による予備的検討—．呼吸管理学会誌，14：240〜245，2004．
4) 渡邊美穂子・他：呼吸リハビリテーションを施行した慢性閉塞性肺疾患患者における高次脳機能障害の検討．理学療法学，30(3)：93〜98, 2003．
5) 中山優季：ALS患者の医療・生活支援を通して．日本呼吸ケア・リハビリテーション学会誌，18：2008．
6) NPPV ガイドライン 2006．
7) 日本呼吸ケア・リハビリテーション学会呼吸リハビリテーション委員会・他：呼吸リハビリテーションマニュアル—患者教育の考え方と実践—．照林社，2007，pp142〜143．
8) 日本呼吸器学会在宅呼吸ケア白書作成委員会編：在宅呼吸ケア白書．日本呼吸器学会．2005．
9) 世田谷区高齢施策推進課編：せたがやシルバー情報．世田谷区．2008．
10) 日本呼吸器学会COPDガイドライン第2版作成委員会編：COPD診断と治療のためのガイドライン第2版．日本呼吸器学会，2005．
11) http://www.fukuda.co.jp

Memo

具体的な治療の進め方

評価，治療の内容など述べてきたが，1章で述べたように対象者の状況によって考え方は異なる．

具体的な症例（仮想）をあげて介入の主な流れを示す．すべてを記するのではなく要点のみとする．

症例1　肺気腫であるが，外出が可能な症例（図7-1）

外出が可能な状況の場合，訪問での介入を行うことは少ない．当症例は他院での呼吸理学療法を受けたが，不安がありケアマネジャーからの紹介で介入．

62歳：肺気腫．20歳代に結核の既往あり，肺切除は行われていない．妻と2人暮らしで簡単な家事，近所への外出を含め自立している．

在宅酸素は安静時0.5リットル，活動時1リットルまで流量を上げても良いと医師からの指示．

1—評価

(1)最も苦しくなる動作の確認

苦しくなる動作を確認し，可能であればパルスオキシメータを装着しながら実際に行い，呼吸状態，動作方法を確認する（2章「4-(4) 動作時の酸素飽和度の確認」参照）．

(2)疾患，コンディショニング，運動療法についての知識の確認

入院中に指導していても慢性的な低酸素状態，高炭酸ガス血症が疑われる場合は，注意力障害，記銘力障害を有し，何度か指導しないと理解できないことが多い．在宅でも繰り返し指導する必要がある．

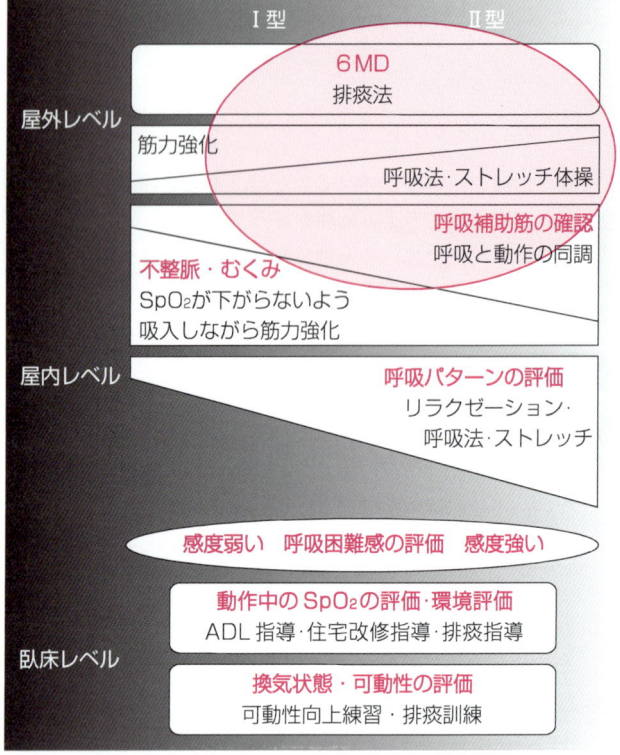

```
              Ⅰ型              Ⅱ型

              6 MD
              排痰法
屋外レベル
       筋力強化
                    呼吸法・ストレッチ体操

                    呼吸補助筋の確認
                    呼吸と動作の同調
       不整脈・むくみ
       SpO₂が下がらないよう
       吸入しながら筋力強化

                    呼吸パターンの評価
屋内レベル             リラクゼーション・
                    呼吸法・ストレッチ

       感度弱い  呼吸困難感の評価  感度強い

       動作中のSpO₂の評価・環境評価
       ADL指導・住宅改修指導・排痰指導
臥床レベル
       換気状態・可動性の評価
       可動性向上練習・排痰訓練
```

図7-1 症例1の評価・治療の主なポイント
色字：評価，黒字：治療

2—治療

(1) 日常生活動作指導

①動作と呼吸の同調

　苦しくなる動作を確認し，動作と呼吸パターンが適していない場合は，呼気に合わせ動作を行うように指導する．指導後評価時に行ったのと同様に酸素飽和度を測定すると，酸素飽和度の低下が少なくて済む場合が多いので，呼吸と動作の同調の大切さを実感させる（3章「2-(2) 動作方法」参照）．

7：具体的な治療の進め方

②運動療法

強化したい動作が階段歩行など下肢筋力に関係する場合は，下肢筋力強化運動，靴や靴下の着脱や爪切りなどの場合は，床に置いた1kg程度のものをベッドに持ち上げるような運動，料理などの上肢を中心とした作業場面であれば上肢筋の筋力強化というように，できるだけその場面に近似した筋力強化を行うと良い．

(2)患者教育

①本，パンフレットを使用した指導

入院し呼吸リハビリテーションの経験がある場合は，その施設より資料を提供されている場合が多いので復習させる．在宅酸素利用者は酸素供給業者が作成した患者向けのパンフレットが色々ある．供給業者に連絡し取り寄せるのも良い．また，最近は患者向けの指導書も多々あるので，本人家族に用意してもらう方法も考えられる．

3章「1-(5)呼吸筋体操」に紹介したが，呼吸筋ストレッチ体操，運動療法の呼吸体操など日常的に行えるようにする必要がある．また，呼吸法，歩行，階段動作などを再指導すべきである．

②講習会

地域環境によるが，保健所や近隣の医療施設，患者会等で患者教育を目的とした講習会を開催している所もある．そのような会の情報を伝え，参加を促すことも大切である(患者会：[全国呼吸機能障害者団体　もみじ会]http://www.ac.cyberhome.ne.jp/~lung/)．

症例2　Ⅰ型呼吸不全で屋内移動を何とか自力で行っている症例（図7-2）

呼吸器科を有する病院から退院後，訪問看護・リハの依頼あり，通院困難なため近医からの往診となる．

78歳男性：間質性肺炎．病弱な妻と2人暮らし，常時5リットル酸素吸入．

	Ⅰ型	Ⅱ型

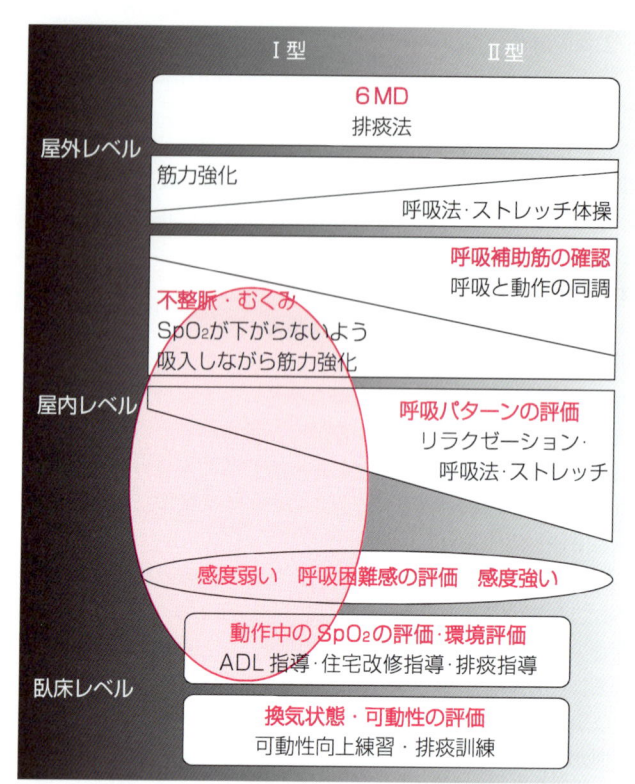

屋外レベル
- **6MD** 排痰法
- 筋力強化
- 呼吸法・ストレッチ体操

屋内レベル
- **呼吸補助筋の確認** 呼吸と動作の同調
- **不整脈・むくみ** SpO₂が下がらないよう吸入しながら筋力強化
- **呼吸パターンの評価** リラクゼーション・呼吸法・ストレッチ
- 感度弱い **呼吸困難感の評価** 感度強い

臥床レベル
- **動作中のSpO₂の評価・環境評価** ADL指導・住宅改修指導・排痰指導
- **換気状態・可動性の評価** 可動性向上練習・排痰訓練

図7-2 症例2の評価・治療の主なポイント
色字：評価，黒字：治療

1—評価

(1) バイタル，酸素飽和度，むくみなどの確認

①Ⅰ型呼吸不全では高流量の酸素を吸入している場合が多いこともあり，安静時の酸素飽和度は良好である．しかし，動作時には急激に低下する．徐々に肺高血圧症となり，とくに下肢足背部に浮腫を生じやすくなる．定期的な医療従事者の訪問時には確認を怠るべきではない（2章「1-(5) 足部のむくみ」参照）．

②低酸素状態が続くと不整脈も起こしやすいので機器のみの

測定ではなく，脈を実測し確認すべきである．通常よりも，不整脈や浮腫の状態が悪化している場合は，主治医や関係部署と連絡し検討すべきである．

(2) 血液ガスデータからの肺胞気・動脈血酸素分圧較差（A-aDO$_2$）の計算

血液ガスデータがわかる場合，各数値を確認するとともに2章「4-(6) 血液ガスデータ」に書かれている計算式に当てはめ計算しておくと，I型呼吸不全の程度がわかる．

(3) 聴診，打診

肺が線維化するためか，肺自体が小さくなっていく傾向がある．捻髪音（fine crackle）や痰の有無を確認すると同時に打診，触診などで横隔膜の位置を確認しておくことも必要である．

(4) ADL動作の確認

①座面の高さ，立ち上がり動作

日中のトイレや食事は歩行で移動しているが，夜間は尿瓶，ポータブルトイレを使用しているということをよく聞く．

日常使用のポータブルトイレ，ベッドは足の裏が完全に床に着くように指導されていることが多い．それ自体は良いことではあるが，必要以上に低くなっていることがある．そのような状況では立ち上がるたびに労作性呼吸困難感，酸素飽和度低下を訴えやすくなっている．

②歩行動作の動線

ベッドから離れてトイレ，食事などを行う場合に歩いてゆく動線を確認する．

転倒の危険がある場所や，酸素濃縮器の設置場所が適当か，酸素チューブが足などに絡まらないか，などを確認する．よく起こる問題として，ドアを完全に開けるか閉めるかしないとドアと床の間に隙間ができ，チューブが挟まり，コネクターの太くなっている部分が引っかかり歩行中に突然後ろに引っ張られるようになることがある．

③その他

洗面台，玄関，浴室・入浴などの確認も大切である．4章を参考にし評価すべきである．

2—治療

(1)コンディショニング

Ⅰ型呼吸不全の場合,安静時に強い呼吸困難感を訴える方は少ないので,胸鎖乳突筋や斜角筋など呼吸補助筋のリラクゼーションは最重要ではない.しかし,胸郭全体が硬化していることを頻繁に見かける.胸郭全体の可動性改善は3章に記載した

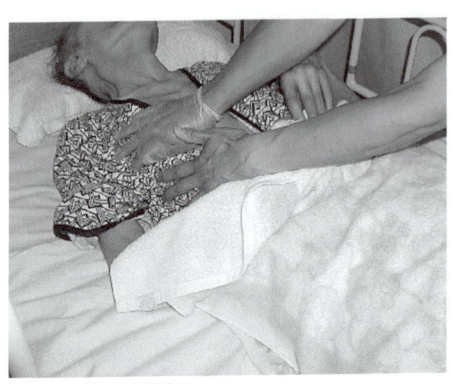

図 7-3　肋骨の捻転

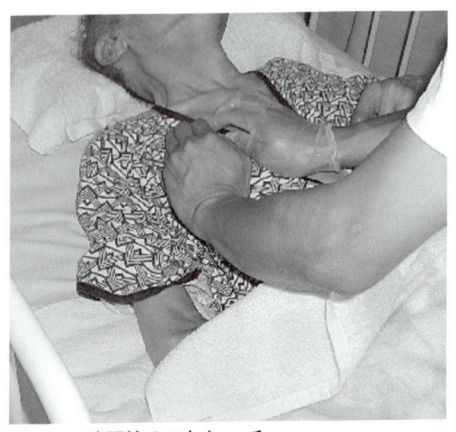

図 7-4　肋間筋のストレッチ

「1-(2) リラクゼーション」を行い，その後「肋骨の捻転（図7-3)」，や「肋間筋のストレッチ（図7-4)」などを行う．

(2)運動療法

Ⅰ型呼吸不全の場合，酸素吸入をしっかり行いながらの筋力強化は有効である．

仰臥位，座位，立位により酸素飽和度低下の推移が異なってくるので，目的動作が行える動作姿勢で妥当なものを選択し行う（3章「2-(1) 筋力強化」参照）．

(3)環境整備

①ベッド，ポータブルトイレ

多くの機種が高さの調整が可能なため，ベッド，ポータブルトイレの高さを膝と足底の長さより若干高くする．これにより立ち上がりの負担が軽減する．立ち上がり動作は，心機能，体力にかかる負担が大きいので，これのみでも酸素飽和度の低下や，疲労経験に好影響を与えることがある．

②手すり

さらなる軽減には，医療用ベッドの場合はベッドサイドに手すりを取り付ける．立ち上がり動作は上方に重心が移動するのみではなく，前方への移動が大切である．そのためには通常のものではなく，ベッドサイドに腰掛けた状態で身体より前に手すりがあることが大切なため，前方に設置可能な手すりにする必要がある（図7-5)．

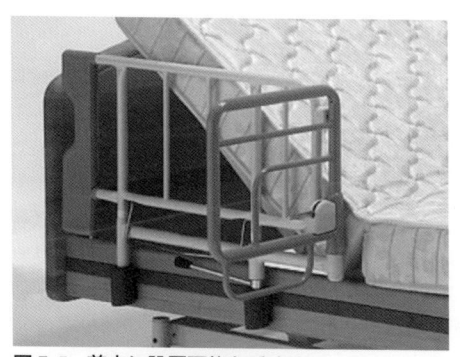

図 7-5 前方に設置可能な手すり

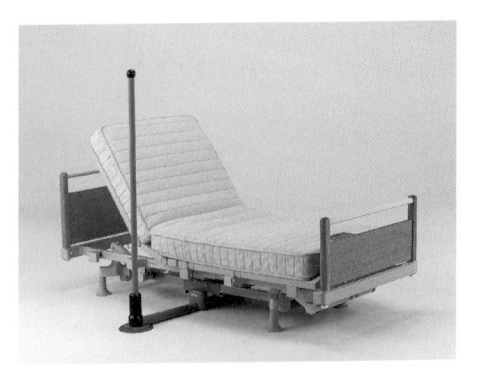

図 7-6　高い位置につかまることができる手すり

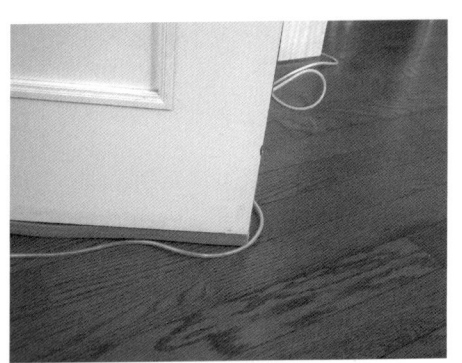

図 7-7　ドアの下にチューブが挟まらない工夫

　それでも困難な場合は高い位置につかまることができる手すりにすると立ち上がりが楽に行える（**図 7-6**）．これは腹部の圧迫を避け，上肢の筋力も立ち上がりに参加可能となる．しかし，手すりを取り付ける部品がベッドの足元から若干飛び出るので，動線によっては危険となるために検討が必要である．

　日常的に移動する動線には手すりの設置などが好ましい．それは，4章に記載したように転倒防止の意味よりも呼吸困難感軽減の意味合いが強いが，Ⅰ型呼吸不全では少々の低酸素では呼吸困難感を訴えない方が多く手すりを付けたがらない．状況

を判断し根気よく指導する．ドアの下にチューブが挟まる場合は隙間がわずかな場合は，チューブを太くしたり，隙間風防止テープを張ることも有効である（図 7-7）．

症例 3　呼吸困難感が強く，屋内移動が何とか可能である症例（図 7-8）

在宅で往診，ヘルパー以外の利用無く生活していた．徐々に活動量低下，外出困難となり，食事量も減少．妻から運動をすすめても拒否．主治医から訪問リハを強くすすめられ開始となる．

68歳男性：肺気腫．喫煙暦：約45年．5年前に肺気腫の診断とともに禁煙．2人暮らしであるが近所に娘夫婦居住，日に1度は来てくれる．

1―評価

(1) 酸素状態の確認

パルスオキシメータで，安静時，動作時の酸素飽和度を確認する．

安静時の酸素飽和度が低い場合はすぐに他のフィジカルアセスメントと比較し，低酸素が疑われる場合は主治医と相談し酸素流量を上げることが必要である．しかし，血流障害などのため数値が低く出ていることもあるので，他の指や足の第一指などで再確認すると低下していないこともある．呼吸困難感が強い患者は「低酸素のために息苦しい」と思い込んでいることが多いので，他のフィジカルアセスメントと比較することが大切である．

動作時の低酸素は3章「2-(2) 動作方法」に記載したように呼吸と動作の同調により動作時の酸素飽和度は異なってくるので，動作方法がどのように行われているかも含め確認をする．

(2) 安静時と活動時の呼吸困難感を Borg scale で確認

主観的な呼吸困難感を測定することで日々の変化，治療介入

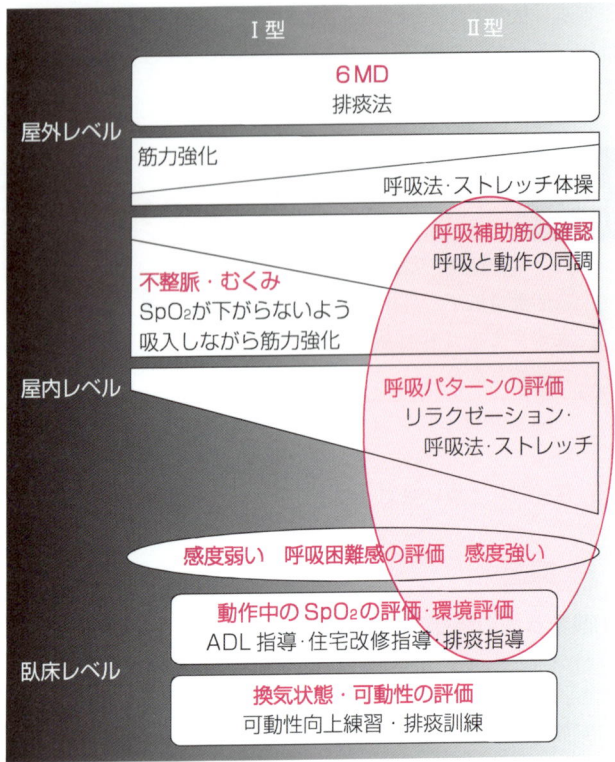

```
                    Ⅰ型              Ⅱ型

                         6MD
                        排痰法
屋外レベル
              筋力強化
                         呼吸法・ストレッチ体操

                                呼吸補助筋の確認
                                呼吸と動作の同調
              不整脈・むくみ
              SpO₂が下がらないよう
              吸入しながら筋力強化

屋内レベル                        呼吸パターンの評価
                                リラクゼーション・
                                呼吸法・ストレッチ

         感度弱い  呼吸困難感の評価  感度強い

              動作中のSpO₂の評価・環境評価
              ADL指導・住宅改修指導・排痰指導
臥床レベル
              換気状態・可動性の評価
              可動性向上練習・排痰訓練
```

図7-8　症例3の評価・治療の主なポイント
色字：評価，黒字：治療

後の変化がわかるので呼吸困難感が強い場合は毎回確認する（表2-6参照）．

(3) 呼吸筋の活動状態の評価（横隔膜，呼吸補助筋の活動状態を確認）

日常的に呼吸補助筋が働き，横隔膜の活動が低下していることが多いが，とくに肺が過膨張している場合は横隔膜が活動しにくい状態であるため呼吸補助筋が過活動しており，そのため呼吸困難感も強くなっているような悪循環を起こしている症例が多い（2章「1-(3) 呼吸パターンの確認」参照）．

2─治療

(1)コンディショニング

①可動性向上練習（リラクゼーション，マッサージ，ストレッチなど）

安静時でも呼吸困難感が強い場合，呼気しにくいため最大吸気位まで吸気してしまうため，さらなる吸気を行おうと呼吸補助筋を過活動させ呼吸筋疲労が起こり，強い呼吸困難感を起こしてしまう場合が多い．呼吸困難感が強い患者からの訪問依頼では呼吸困難感の軽減を第一目標にすべきであり，コンディショニングはとても重要である．

3章「1-コンディショニング」を参考にし行うと良い．

とくに3章「1-(6) 呼吸補助筋のストレッチやマッサージ」，3章「1-(7) 脊椎関節の可動性を出すためのストレッチ」の肋骨の捻転や肋間筋のストレッチは有効である．

②呼吸介助

呼気がしにくいために起こっている現象のため，他動的に呼気を介助することは有効である．3章「3-(3) squeezing・呼吸介助法」では気道クリアランスのためのsqueezingの注意点として述べているが，同様の注意点で呼吸介助法として呼気時に胸郭に圧迫を加え，呼気を促し呼吸筋疲労を軽減させてあげることができるため非常に喜ばれる．

③ホットパック

呼吸困難感を頻繁に訴える場合，我々医療従事者が日常的に関わることはむずかしい．主には家族との関わりとなる．そのような場合，前記した呼吸介助法を指導することも一つの方法であるが，上手く行えない場合やかなり頻繁に要求されるため対応に困ってしまったと家族から相談を受けることもある．このような場合手ごろなのが，ホットパックである．市販されており，電子レンジで温めるだけで繰り返し使用可能なため喜ばれる．装着部位は両胸部（とくに上胸部）や頸部周囲など呼吸補助筋が過緊張している部位で，具体的に「ここに当ててこのように固定すると良い」と指導する．

(2)運動療法

①日常生活の活動範囲拡大指導

呼吸困難感が強く臥床傾向の生活を行っている方には，積極的な呼吸体操や筋力強化は継続しにくい．そのような場合，生活の活動範囲の拡大をはかるような指導は具体的日常生活動作，たとえば「昼食だけでも食堂で食べる」などは，目標としてイメージできやすいため継続しやすい．一般のリハビリテーションのイメージは「歩行すること」が目標となりやすいが，歩行は本来移動するための手段であるので，目標は「昼食だけでも食堂で食べる」の方が妥当である．

その場合，実際に行って今までより楽に行えるような指導ができないと，継続は当然困難であるため，3章「2-(2) 動作方法」，(3)「日常生活動作指導」や4章「日常生活動作，住宅改修のアドバイス」を参考に指導すべきである．

②呼吸体操，筋力強化

前記したように呼吸困難感が強く臥床傾向の生活を行っている方には，積極的な呼吸体操や筋力強化は継続しにくい．しかし，情況が好転してくると生活範囲の拡大に加え，呼吸体操を希望する方もいる．

朝や明け方トイレに起きたときに呼吸筋ストレッチ体操を行うことで深呼吸を促し，二酸化炭素を体外へ排出し起床時の頭痛の改善に有効であった経験がある．

また，屋外歩行が可能となってきたときなどは，天候不安定時も何らかの運動療法を継続できるために体操指導，低負荷の筋力強化は有効である．

しかし，呼吸リハビリ＝体操・筋力トレーニングとなってしまうと体操自体が目標となってしまい，日常生活は家族に介助してもらっても体操を行うという矛盾した状況になりかねないので注意して対応すべきである．

症例 4　痰が多く，臥床中心，人工呼吸器装着の症例（図7-9）

大学病院より退院．24時間人工呼吸器管理となり，バリアフリーのマンションに転居．新規の訪問看護ステーションに，看護・リハ依頼され，開始．

58歳男性：ALS．妻と娘2人と4人暮らし．日中は妻，夜間は主に娘が介護．人工呼吸器，モードSIMV，酸素濃縮器は使用していない．

1—評価

(1)準備

血圧，脈拍，酸素濃度などを確認することは言うまでもない．人工呼吸器の確認，リーク，換気量，気道内圧などの確認．
体調，睡眠，尿量，いつもと変わっている点などの確認．

(2)痰の位置，換気状態の確認

臥床時，正面から上葉，中葉，下葉を聴診，打診を行う（図7-10, 11）．換気量の低下している部分を確認．

側臥位で背部を聴診，打診を行う（図7-12）．

通常は背部も前面同様に呼吸音が聞こえるが，長期臥床や誤嚥性肺炎を頻発する場合は下葉の換気が低下しており，換気音が聞こえにくい．

打診でも通常は聴診同様に背部も清音が聞こえるが，長期臥床では濁音が聞かれる．

聴診音減弱や打診音が濁音であれば，痰の貯留，もしくは無気肺傾向と判断する．腋下から背部にかけて打診し，清音から濁音に変化する部位を探す（図7-13）．

(3)動作能力の確認

当症例は基本動作全介助であったが，どの程度動くことができるかを把握しておく必要がある．手指の動きやまばたきが可能であるようなわずかな動きでも，コミュニケーションをとる手段として重要となることもあるので見逃さないようにする．

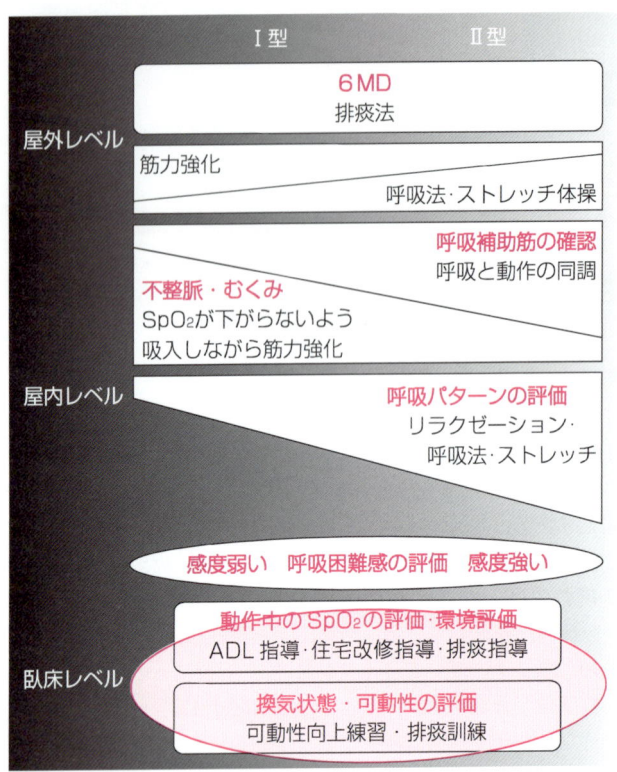

```
                    Ⅰ型              Ⅱ型

              ┌─────────────────────────────┐
              │         6 MD                │
              │         排痰法              │
屋外レベル    ├─────────────────────────────┤
              │ 筋力強化                    │
              │          呼吸法・ストレッチ体操 │
              ├─────────────────────────────┤
              │           呼吸補助筋の確認   │
              │           呼吸と動作の同調   │
              │ 不整脈・むくみ              │
              │ SpO₂が下がらないよう        │
              │ 吸入しながら筋力強化        │
              ├─────────────────────────────┤
屋内レベル    │           呼吸パターンの評価 │
              │           リラクゼーション・ │
              │           呼吸法・ストレッチ │
              └─────────────────────────────┘

         ( 感度弱い  呼吸困難感の評価  感度強い )

              ┌─────────────────────────────┐
              │  動作中のSpO₂の評価・環境評価│
              │  ADL指導・住宅改修指導・排痰指導│
臥床レベル    ├─────────────────────────────┤
              │  換気状態・可動性の評価     │
              │  可動性向上練習・排痰訓練   │
              └─────────────────────────────┘
```

図 7-9　症例 4 の評価・治療の主なポイント
色字：評価，黒字：治療

2―治療

(1)排痰，換気改善

聴診音減弱，打診音濁音部位を上にした体位排痰姿位をとり squeezing を行う（3 章「3-(3) squeezing・呼吸介助法」参照）．

注意点は squeezing しながら評価をすることである．数分行うことで，胸郭の動きが改善することや換気が高まり気道分泌物などが移動していることを手に感じることができる．

分泌物が移動し中枢気管支に移動したと考えられたら，ハフ

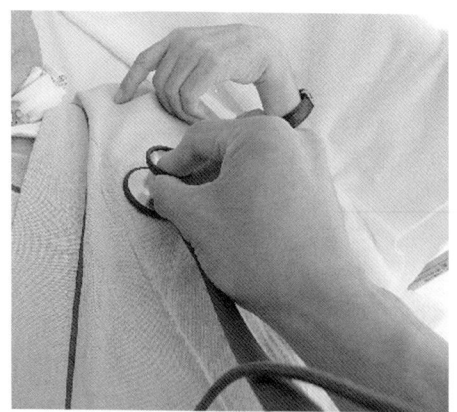

図 7-10　上葉から中葉周囲の聴診

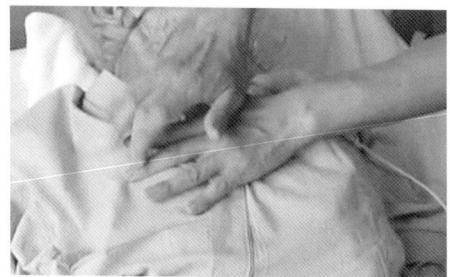

図 7-11　仰臥位での打診

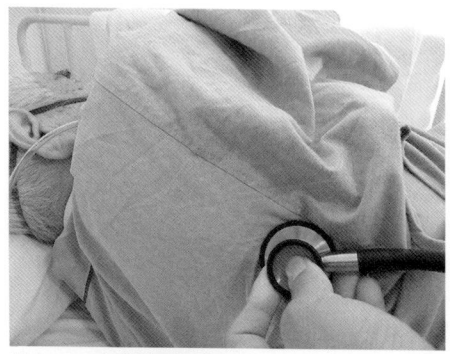

図 7-12　右下葉の聴診

症例 4

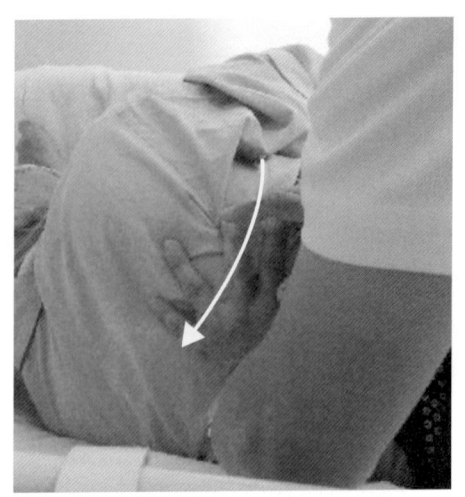

図7-13 右下葉の打診

ィングや吸引で痰の除去が必要である．分泌物の移動が不明の場合は，聴診，打診などで評価を再度行い確認する．

分泌物の移動がほとんど起こらない場合，原因を検討する．痰の粘性が高い，多量のため除去しきれていない，手技が妥当ではない，などが考えられる．

粘性が高い場合などは，3章に記載したようにnebulizerやacapellaの併用や水分摂取量などを検討することが考えられる．

多量で一時的に除去できてもすぐに溜まってしまうような場合は，体位排痰法を行う時間，頻度などの検討を行う．いずれにしろその場ですべてを解決できることではないので，家族や関係スタッフなどに状況の伝達を行うことが必須である．

気道分泌物の除去に緊急性が無い場合は，呼気介助を行う前に筋緊張の調整や胸郭の可動性向上練習を行う．

(2)離床，活動範囲の拡大

長期間仰臥位のみでは背部の換気が低下する．そのため座位姿勢をとり下葉が動きやすい姿勢をとることは大切である．

座位保持の方法としては，電動ベッドでのギャッジアップ座位，ベッドサイド端座位，車いす座位などがある．

　電動ベッドでのギャッジアップ座位は介助者1人でも手軽に実施可能であるが，体が足元の方にずり落ちてしまう問題がある．

　ベッドサイド端座位は座位保持を介助しながら呼吸介助法や体幹の柔軟性向上練習を実施できるが，2人以上の介助者が必要で頸部の安定性確保など熟練が必要である．

　車いす座位は人工呼吸器や吸引器，バッテリー等搭載可能でリクライニング機能等を有した車いすが必要（介護保険でのレンタルもある）であるが，外出など活動範囲の拡大が図れ，より高いQOLが実現できる．車いすへの移乗方法は利用者が小柄であれば抱きかかえて行うことも可能だが，危険がある場合は，体の下に敷いたタオルなどを利用し3人以上介助者を確保し移乗させる．移動用リフトは導入初期には操作が大変で2人以上介助者が必要であるが，熟練すると1人でも安全に実施可能となる．

　いずれにしろ，本人・家族の希望に合わせ検討すべきであるが，導入後のメリットを十分に理解していただき，高いQOLが実現可能となるよう目指したいものである．

Memo

Q&A

Q1 呼吸体操を指導してもなかなか行ってくれません．

　本人の状態，ニーズに合っていない可能性もあるため検討が必要である．

　屋内移動も苦しく食事や洗面もベッド上で行っているような場合には，体操を行うと呼吸困難感が増すため行いたくないと思っている場合もある．そのような場合は体操を行うことよりもベッドから離れ，食事，排泄，洗面等ができるように日常生活動作を広げてゆくように指導する．当然，動作をさせると呼吸困難感が高まりやすいので，呼吸困難感を軽減する工夫が必要である．日常で困っていることから解決していくと，活動量が増し，体力向上に対しモチベーションを高めやすい．

　屋内での活動が維持される程度の運動機能を有している場合では，「体操が難しい」「必要性を理解していない」「うつ」などの可能性がある．

　体操自体を正確に覚えられない場合は，体操の難易度を下げることが必要である．とても効果がある体操でも行わないのでは意味がない．呼吸器疾患では吸気時，もしくは息こらえで動作を行う傾向がある．指導者と一緒に行っている場合は正確に実施することが可能であるが，後日1人で行うと全く違っていることがよくある．本人のわかりやすい体操を選ぶことも大切である．

　患者教育として，本人が必要性を理解することはとても大切であるが，我々も適応について再検討する必要がある．「呼吸器疾患だから，呼吸法と体操が必要」程度の考えで指導すると，患者の理解は得られにくい．「あなたの場合はここの筋肉が硬くなっているからとくにこの体操が必要」のように具体的に指

導する方が理解されやすい．

　うつはすべてに影響する要素なので，関わる家族・チーム全体で薬物療法も含め検討してゆく必要がある．患者は屋外歩行につながってくると「悪くなるだけではなく，やりたいことが少しはできるかも？」と感じるようで，うつ傾向が改善した場合が何例かある．

Q2 スクイージングがうまくできません．強く行うと肋骨が折れそうで不安です．

　排痰のために行うので深呼吸のように深い呼吸となっていなければならない．

　そのためには介助者が力を入れて押しても困難で，患者自身がリラックスして呼吸できるように補助することが大切である．そのため介助されていて痛みや違和感があるようでは適切ではなく，呼吸が楽になりリラックスできるように行う．

　よくある間違いは介助者のペースで押してしまうため，患者がその呼吸パターンに合わせようと努力してしまい，リラックスした深い呼吸とならないことである．

　注意点は，できるだけ患者の呼吸に合わせられるように腹部や頸部をよく観察し続けること，肋骨の可動方向を間違えないこと，呼気初期より呼気終末に力を入れること，手の平全体で押し部分的な圧迫は避けること，などである．

Q3 呼吸苦が強くて自分で酸素流量を変更してしまいます．

　呼吸困難感が生じる原因を特定することが大切である．

　考えられる主な原因は，①低酸素血症，②高炭酸ガス血症，③体力低下のため軽作業での疲労，心負担，④過膨張などが原因の呼吸筋疲労，⑤心理的な不安，などが考えられる．

　低酸素血症で呼吸困難感が生じる場合は，パルスオキシメーターで確認すると簡単に確認可能である．しかし，肺気腫等の

場合は高炭酸ガス血症が原因のことが多い．高炭酸ガス血症でも呼吸困難感が生じることはあまり理解されにくい．また，その場で簡便に測定できる機械は非常に高価であり，使用している施設は少ない．患者，家族に再教育し，場合によっては濃縮器を本人が操作できないように別室に設置することもある．主治医に流量の再検討を依頼し，日常の酸素流量を減らす検討が必要なこともある．

流量を減少して数日は不安感が高まるようであるが，1週間程度で呼吸困難感を訴える回数が減少してくる．

いずれにしろ，①以外では流量を増しても心理的な安心感は若干高まるが，大きな効果は期待できない．呼吸苦の原因を本人・家族を含めたチーム全体で話し合い，共通の意見をもち対応することが大切である．

Q4 上肢を固定すると，なぜ呼吸苦が軽減するのでしょうか？

呼吸苦を軽減する方法のひとつに上肢を固定させる方法がある．上肢の活動は解剖上からもわかるように，胸鎖乳突筋などの呼吸補助筋を使用するので，吸気時に上肢を活動させると呼吸補助筋としての効率が減少してしまう．慢性呼吸不全患者のように横隔膜が平板化している場合は呼吸補助筋に頼るところは大きく，上肢を壁やテーブルなどで支持させて，呼吸補助筋の呼吸補助機能を最大に引き出すことが重要となってくる[1]．呼吸補助機能が高まることにより，換気効率が増し呼吸苦は軽減される．手引きカートより歩行器の方が有効であることは知られている[2]．臨床でも，酸素飽和度が97％で歩行を開始し90％まで低下するまでの歩行距離とBorg scaleを，歩行器使用の有無で比較すると，歩行器未使用時は20 m程度の歩行で呼吸困難はBorg 7（大変きつい）を訴えたが，歩行器を使用することで50 m歩行可能となり，呼吸困難感はBorg 4〜5（幾分きつい〜きつい）と軽減した経験をもつ．酸素飽和度は同様に90％まで低下したが，上肢が固定され呼吸補助筋が活動しやすくな

っているために呼吸困難感が軽減したと考えられる．

身体機能障害の治療では，巧緻動作を行うためには中枢部の安定した固定が必要と考えられている．古沢は脳性麻痺児の呼吸機能に対しての治療の際に，中枢部を脊柱，末梢部を頭頸部，下顎または肋骨，さらに横隔膜と考え，中枢部を安定させることで呼吸機能改善が可能と報告している[3]．慢性呼吸不全の場合も安定した呼吸筋活動を保証するため，不安定な環境を避け，体幹の安定性を向上させることが重要である．

Q5 スクイージングと呼吸介助法は何が違うのですか？

スクイージング（squeezing）は通常，体位排痰法を併用し気道分泌物貯留部位を気道内で移動促進させることを目的にするもので，呼吸介助法は換気の改善を主たる目的としたものである[4]．

両方とも呼気時に胸壁を圧迫するため同様の注意点も多く，気道分泌物の移動，換気改善に効果がある．

厳密に分類して使用することも大切ではあるが，臨床上の便宜性を優先すべきと筆者は考えている．

●文献
1) 芳賀敏彦総監修，宮川哲夫監修：見てわかる呼吸リハビリテーション③―上手な呼吸をするために―．帝人株式会社，1997．
2) 青田絵里・他：歩行車の使用が慢性呼吸不全患者の運動対応能に及ぼす効果について．日本呼吸ケア・リハビリテーション学会誌，18(2)：172〜176，2008．
3) 古澤正道：呼吸へのとりくみ「障害児教育実践体系」第3巻（障害児教育実践体系刊行委員会編），労働旬報社，1984，pp 225〜230．
4) 千住秀明・他監修：呼吸理学療法標準手技．医学書院，2008．

索引

あ
- アシドーシス ……………………51
- アセスメント・ポイント ………7
- 圧迫の程度 ………………………62

う
- うつ ………………………125,126
- 運動療法 ……92,100,109,113,118

え
- 液体酸素等 ………………………91
- 嚥下機能 …………………………46

お
- オフセット手すり ………72,73
- 横隔膜 ……………………………9,47
- 横隔膜の疲弊 ……………………18
- 横隔膜の平板化 ………………127
- 横隔膜呼吸 ……………35,84,85

か
- 下位肋骨の動き …………………86
- 下肢筋力強化 ……………………51
- 下葉の squeezing ………………62
- 価値観 ……………………………2
- 過緊張状態 ………………………39
- 過膨張 ………………………116
- 過膨張の予防 ……………………65
- 過膨張肺 …………………………25
- 改訂長谷川式簡易知能評価スケール ………………………………32
- 階段の手すり ……………………78
- 階段昇降 ……………………56,76
- 階段昇降機 ……………………76,78
- 拡散障害 ……………………86,87
- 活動範囲の拡大 ……………22,69
- 患者に適した評価・指導………1
- 患者教育 ………………………109
- 換気血流比の不均等分布 ……87
- 換気量の維持 ……………………65
- 間質性肺炎 ………………………14

き
- 気管呼吸音 ………………………12
- 気管支拡張剤 ……………………92
- 気管支肺胞呼吸音………………12
- 気管切開陽圧換気 ……………101
- 記銘力障害 ……………100,107
- 基礎代謝エネルギー消費量 …27
- 基本情報……………………………2
- 喫煙 …………………………………99
- 休憩 ……………………………70,76
- 吸気筋強化練習…………………37
- 吸入療法 …………………………92
- 恐怖感 ……………………………101
- 恐怖心 ……………………………57
- 胸郭の可動制限 …………………3
- 胸骨角 ……………………………13
- 胸鎖乳突筋 ……9,10,71,84,112
- 仰臥位での下肢筋力強化 ……52
- 棘下筋 ……………………………42
- 筋 ……………………………………41
- 筋紡錘 ……………………………39
- 筋力強化 ………………………118
- 禁煙 …………………………………99

く
- 口すぼめ呼吸 ……34,53,87,88,99
- 苦しくなる動作…………………22
- 車いすのレンタル ……………102

け
- 血圧計 ………………………………4
- 血管拡張 …………………………8
- 肩甲帯周囲 ………………………41
- 肩甲帯周囲筋 ……………………33

こ
- コンディショニング ……112,117
- 呼気筋強化練習…………………37
- 呼吸と動作の同調 ……51,55,57
- 呼吸運動の調節 …………………39

呼吸介助	117
呼吸介助法	3, 87, 128
呼吸器疾患の病態特異性	69
呼吸筋	73
呼吸筋ストレッチ体操	40, 41
呼吸筋疲労	35
呼吸筋疲労を軽減	49
呼吸苦	126
呼吸苦の軽減	127
呼吸苦を軽減	39
呼吸困難	99
呼吸困難感	8, 11, 20, 21, 56, 74
呼吸困難感の改善	49
呼吸困難感の軽減	125
呼吸困難感の増大	36
呼吸状態の評価	10
呼吸体操	118, 125
呼吸中枢障害	87
呼吸補助筋	33, 35, 39, 57, 75, 112, 116, 117, 127
呼吸補助筋のストレッチ	46
呼吸補助筋の過活動	9
呼吸法の指導	88
呼吸法の練習	36
呼吸法指導	10
呼吸補助筋	37, 71, 73
鼓音	18
誤嚥性肺炎	119
巧緻動作	128
広背筋	46
拘束性換気障害	39, 47, 87, 97, 98
高炭酸ガス血症	8, 21, 34, 107
講習会	109

さ

座位での下肢筋力強化	52
座面の高さ	111
酸素飽和度	110
酸素飽和度の低下	56, 100
酸素流量の変更	126
残気量	35

し

シャワー椅子	71, 72
指指打診法	17
斜角筋	9, 10, 43, 44, 85, 112
手指の振戦	8
受動喫煙	99
初回訪問	1
小菱形筋	85
上位肋骨の動き	86
上肢の挙上練習	47
上肢の固定	127
上部脊椎	46
上葉の squeezing	60
情報収集	1
身体障害	100
診断名	3

す

スクイージング	126, 128
ストレッチ	117
スパイロメーター	97
スペーサー	94
水泡音	15, 67
座ってできる COPD 体操	39, 43, 44, 45

せ

正常肺	25
生活指導	69
清音	17, 119
咳	60, 61
脊柱起立筋	33, 42
脊椎全般	47
線毛	63, 64, 67, 82, 99
選択的注意	16

そ

僧帽筋	41, 43, 85

た

タッピング	58
立ち上がり動作	55, 111
立ち座り動作	51, 54
打診	119
大変と感じている動作	22
体位排痰法	38, 58
体温計	4
体幹の回施動作	48

体動時の息切れ……………99
大胸筋……………43,45,46,85
大菱形筋………………………85
濁音……………………17,119
縦手すり………………………69
痰の貯留………………………57

ち

チアノーゼ……………………8
中枢部の安定した固定………128
中葉の squeezing…………61,62
注意力障害……………………107
聴診器…………………………3

て

手すり……………………72,113
低酸素血症………………7,8,21
低酸素状態……………………22
定期的な評価…………………7
笛声音…………………………15

と

ドライパウダー………………95
動作と呼吸の同調……………108
動作時の酸素飽和度の変化……24

な

内部障害………………………100

に

ニコチン依存症………………99
日常生活の活動範囲拡大指導・118
日常生活動作の評価…………54
日常生活動作指導……………108
入浴動作…………………56,70

ね

年齢と喫煙の関係……………99
捻髪音……………………16,111

の

脳と呼吸筋がミスマッチした状態 39

は

ハフィング…………………60,61
バイタル………………………110
バスボード………………71,72
パルスオキシメーター……4,76,77
肺の過膨張………………24,27,85

肺炎初期…………………24,25
肺気腫…………………………85
肺高血圧………………………11
肺内シャント…………………87
肺胞呼吸音……………………14
肺容量の減少…………………17
排痰……………………………126
排痰法…………………………57
発汗……………………………8

ひ

非侵襲的陽圧換気……………101
評価・治療の主なポイント……2
病歴……………………………3

ふ

フィジカルアセスメント……3,7
フラッター……………………38
不整脈…………………………111
浮腫……………………………111
副雑音…………………………15
腹式呼吸………………87,35,86
腹式呼吸のグレード評価法・10,36
腹部膨満………………………74
噴霧式…………………………92

へ

ベッド…………………………113
平板化…………………………35
閉塞性換気障害……54,87,97,99

ほ

ホットパック…………………117
ポータブルトイレ……………113
歩行の指導……………………56
歩行動作の動線………………111
棒体操…………………………42

ま

マッサージ………………45,117
慢性咳嗽………………………99
慢性呼吸不全………51,99,101
慢性呼吸不全患者の姿勢……34

む

むくみ…………………………110

よ

腰方形筋……………………47,85

ら

楽に呼吸する …………………36

り

リスク管理 ……………………102
リラクゼーション ……………117
リラクゼーションの効果 ………10
立位での靴の着脱 ………………79
竜骨 ……………………………12

る

類鼾音 …………………………15

ろ

労作性呼吸苦 …………………39
労作性呼吸困難 ……65, 69, 71, 76
労作性呼吸困難感 ……………111
廊下の手すり …………………74
肋間筋のストレッチ ……49, 50, 112
肋骨の捻転 ………………48, 112

欧文

A-aDO$_2$ ……………26, 86, 87, 111
acapella ……………………38, 64
BMI ……………………………28
Borg scale …………………20, 21
Coach 2 ………………………37
coarse crackles ………………15
fine crackles …………………16
Fletcher-Hugh-Jones …………20
Harris-Benedict の式 …………27
HMV …………………………101
Hoover's 徴候 …………………85
L字型手すり …………………69
MRC 息切れスケール …………20
nebulizer ………………………64
NPPV …………………………101
O$_2$kinetics ……………………51
P-flex …………………………37
PaCO$_2$ …………………………26
PaO$_2$ ……………………………26
PEP……………………………38
Post lifts …………………49, 50
rhonchi または rhonchus ……15
Souffle ………………………38
springing ………………………64
squeezing …………………38, 61
squeezing の応用 ………………63
Thera …………………………37
TheraPEP ……………………35
THRESHOLD …………………37
TPPV …………………………101
TRIFLO II ……………………37
vibration ………………………63
wheezes………………………15

【著者略歴】

千葉哲也(ちばてつや)

1962年　生まれ
1984年　東京衛生学園専門学校リハビリテーション科卒業
1984年　下部温泉病院
1987年　日産厚生会玉川病院
2000年　桜新町リハビリテーションクリニック
2002年　日産厚生会玉川病院
2009年　同リハビリテーション科科長

その他，主な役職
2004年　東京都理学療法士協会理事　渉外局長
2013年　日本理学療法士協会職能関連執行委員会委員

在宅呼吸リハビリテーション
ポケットマニュアル　　　　　　　　　ISBN978-4-263-21342-1

2010年2月20日　第1版第1刷発行
2015年4月10日　第1版第2刷発行

著　者　千　葉　哲　也
発行者　大　畑　秀　穂
発行所　医歯薬出版株式会社

〒113-8612　東京都文京区本駒込1-7-10
TEL. (03) 5395−7628(編集)・7616(販売)
FAX. (03) 5395−7609(編集)・8563(販売)
http://www.ishiyaku.co.jp/
郵便振替番号　00190-5-13816

乱丁，落丁の際はお取り替えいたします　　　印刷・あづま堂印刷／製本・明光社
© Ishiyaku Publishers, Inc., 2010. Printed in Japan

本書の複製権・翻訳権・翻案権・上映権・譲渡権・貸与権・公衆送信権(送信可能化権を含む)・口述権は，医歯薬出版(株)が保有します．
本書を無断で複製する行為(コピー，スキャン，デジタルデータ化など)は，「私的使用のための複製」などの著作権法上の限られた例外を除き禁じられています．また私的使用に該当する場合であっても，請負業者等の第三者に依頼し上記の行為を行うことは違法となります．

JCOPY　<(社)出版者著作権管理機構　委託出版物>
本書を複写される場合は，そのつど事前に(社)出版者著作権管理機構(電話03-3513-6969，FAX 03-3513-6979，e-mail:info@jcopy.or.jp)の許諾を得てください．